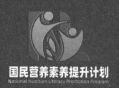

国民营养素养提升计划
National Nutrition Literacy Promotion Program

0~6岁儿童

营养精准补充指南

主　编　马冠生

副主编　张　娜　张　曼

编　者　马冠生　张　娜　张　曼　吴　佳

　　　　刘　威　王淑颖　赵亚楠

人民卫生出版社
·北京·

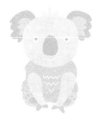

U0345599

图书在版编目（CIP）数据

0～6岁儿童营养精准补充指南 / 马冠生主编 .
北京 : 人民卫生出版社，2024. 12. -- ISBN 978-7-117-
37334-0

Ⅰ . R153. 2-62；R174-62

中国国家版本馆CIP数据核字第202461QQ14号

人卫智网	www.ipmph.com	医学教育、学术、考试、健康，购书智慧智能综合服务平台
人卫官网	www.pmph.com	人卫官方资讯发布平台

0~6岁儿童营养精准补充指南
0~6 Sui Ertong Yingyang Jingzhun Buchong Zhinan

主　　编：马冠生
出版发行：人民卫生出版社（中继线 010-59780011）
地　　址：北京市朝阳区潘家园南里 19 号
邮　　编：100021
E - mail：pmph @ pmph.com
购书热线：010-59787592　010-59787584　010-65264830
印　　刷：北京顶佳世纪印刷有限公司
经　　销：新华书店
开　　本：710×1000　1/16　印张：6
字　　数：80 千字
版　　次：2024 年 12 月第 1 版
印　　次：2024 年 12 月第 1 次印刷
标准书号：ISBN 978-7-117-37334-0
定　　价：35.00 元
打击盗版举报电话：**010-59787491**　E-mail：**WQ @ pmph.com**
质量问题联系电话：**010-59787234**　E-mail：**zhiliang @ pmph.com**
数字融合服务电话：**4001118166**　E-mail：**zengzhi @ pmph.com**

前　言 �–ˆâ–ˆâ–ˆâ–ˆâ–ˆâ–ˆâ–ˆâ–ˆâ–ˆ

0～6 岁是儿童生长发育的关键期,这一时期摄入充足的营养,可以保障和促进儿童体格和大脑发育,增强机体免疫力,降低对疾病的易感性。营养不良对儿童的近期危害表现为体格和智力发育受限,患病率和死亡率增加;远期危害表现为智力发育滞后,学习和工作能力下降,患心血管疾病、糖尿病、高血压等慢性病的风险增加。儿童期营养不良带来的这些近期和远期危害是不可逆转的,也是不可弥补的。

儿童营养状况是衡量人群营养状况的敏感指标,也是人口素质的基础。国际上通常将 5 岁以下儿童营养状况作为衡量一个国家经济社会发展的重要指标,作为关系人类生存与发展的重要问题给予关注。

联合国粮农组织、国际农业发展基金、联合国儿童基金会、世界卫生组织和世界粮食计划署联合发布的《2024 年世界粮食安全和营养状况》显示,5 岁以下儿童持续遭受营养不良的困扰:2020 年新生儿出生体重不足率仍为14.7%;2022 年 5 岁以下儿童发育迟缓率虽已降至 22.3%,但仍未达到 5% 的全球目标;5 岁以下儿童消瘦发生率下降至 6.8%,也仍高于 3% 的全球目标;儿童超重发生率为 5.6%。

我国儿童营养状况虽然有了显著的改善,但仍然存在一些不足。《中国居民营养与慢性病状况报告(2020 年)》数据显示,我国 6 岁以下儿童生长迟缓率为 4.8%,低体重率降至 5% 以下,但超重率和肥胖率分别达到 6.8% 和

3.6%，且有逐年上升的趋势。超重和肥胖是心脑血管疾病、糖尿病、癌症等慢性病的共同危险因素，儿童期肥胖对健康的影响可能持续到成年期，必须引起重视。更值得关注的是，还有相当多的儿童正在遭受"隐性饥饿"，也就是维生素和矿物质等微量营养素的摄入不足，甚至缺乏。"隐性饥饿"是一种看不见、摸不着的"饥饿"，虽然可能看上去比较健康，但存在潜在危害，比如缺铁不仅导致贫血还会影响智力发育，缺锌引起儿童生长发育迟缓，缺钙和维生素 D 会影响骨骼发育等。总体来说，营养不良会导致儿童体格和智力发育潜能得不到充分发挥，即使在给予营养改善和补充干预后，也很难达到其应有的发育水平。因此，儿童期一定要注意营养素全面和充足的摄入。

全面、充足的营养是儿童生长发育的物质保证，保证儿童营养全面和充足的摄取有食物多样、食物强化及营养补充等措施。实践证明，营养补充是一项经济、有效的营养干预措施。为此，中国健康促进与教育协会"国民营养素养提升计划"特邀权威专家指导编写了《0～6 岁儿童营养精准补充指南》，为0～6 岁儿童提供科学、全面的营养补充指导。

本指南分为三章。第一章介绍了不同年龄段儿童的生长发育特点及营养需求特点，第二章介绍了不同年龄段儿童常见的营养健康问题及解决方案，第三章针对儿童营养补充剂的选择给出了指导和建议。为了方便使用，附录还提供了儿童生长发育及健康状况评判的部分标准。

本指南撰写过程中得到了合生元的支持，借此机会表示感谢！

马冠生

2024 年 9 月

目　录

······· **第一章** ·······

儿童生长发育特点及营养需求特点

第一节 0~6月龄婴儿生长发育特点及营养需求特点

0~6月龄是人一生中生长发育的第一个高峰期,不仅是体格发育的高峰,也是感知觉、动作和行为发育最快的时期,是视觉、听觉、运动、情感和社交发育和发展的关键期。

这一阶段对能量和营养素的需要量相对高于其他任何时期,但婴儿的胃肠道、肝脏和肾脏发育尚未成熟,功能不健全,对食物的消化吸收能力及对代谢废物的排泄能力仍较低。

一、体格发育特点

(一) 体重发育特点

体重是指人体的总重量。体重是判定婴儿体格生长和营养状况的重要指标,也是婴幼儿定期健康体检的重要项目之一。足月新生儿平均出生体重一般为3kg(2.5~4.0kg),女婴比男婴轻一些。

婴儿期是生命周期中体重增长最快的时期。通常情况下,足月儿在出生后前3个月体重月均增加600~1000g,3月龄时体重约达出生时的2倍;

4～6月龄体重增加速度减慢，月均增加500～600g。

（二）身长发育特点

身长是指平卧位头顶到足跟的长度。身长也是判定婴儿体格生长和营养状况的重要指标，是婴幼儿定期健康体检的重要项目之一。婴儿出生时身长一般为50cm，女童为48.4～52.2cm，男童为49.2～53.1cm。

婴儿期也是身长增长最快的一年。出生前3个月月均增加4cm，3月龄婴儿身长可达60～62cm；4～6月龄月均增加2cm。

（三）头围发育特点

头围是指右侧齐眉弓上缘经过枕骨粗隆最高点的头部周长，是反映婴幼儿脑发育的重要指标之一。新生儿头围平均为34cm，女童为32.7～35.2cm，男童为33.0～35.6cm。

0～6月龄是婴儿头部发育最快的时期。0～6月龄婴儿头围增加约9cm，7～12月龄增加约3cm，至1岁时头围平均约46cm。

二、运动发育特点

运动发育包括大运动发育和精细运动发育。

（一）大运动

大运动是指大肌肉群共同参与的运动，主要是指头颈部、躯干、四肢幅度较大的动作。具体包括抬头、抬胸、翻身、坐、爬、站、走、跑等运动。

1. 抬头　新生儿俯卧时能抬头片刻；3月龄婴儿坐位时头稳定，握住婴儿的双手将婴儿从仰卧位拉起时，头向后下垂；4～5月龄时头与躯干保持一致，坐位时头可自由转动。

2. 翻身　5月龄婴儿能从仰卧位翻到俯卧位；6月龄时能从俯卧位翻向仰卧位。

3. 坐　3月龄时扶住婴儿取坐位时，其腰呈弧形；5月龄婴儿靠坐时腰能伸直；6月龄婴儿能用两手向前撑住后坐下。

（二）精细运动

精细运动主要是指手的动作，也称为小肌肉动作，指个体主要凭借手以及手指等部位的小肌肉或小肌肉群的运动，在感知觉、注意力等心理活动配合下完成特定任务的能力。这种能力的本质，就是手－眼－脑的协调能力。精细运动发育情况如下。

1. 新生儿两手紧握，不易松开。

2. 3 月龄时握持反射消失，在胸前玩弄与观看双手，看到物体时全身乱动，试图抓到桌面上的物体。

3. 4 月龄时能用大拇指参与抓住玩具。

4. 5 月龄时能抓住物品并放入口中，开始以手掌取物。

5. 6～7 月龄时能将物品从一只手传递到另一只手中，出现敲击等探索性活动。

三、语言发育特点

语言是婴幼儿与同伴和成人之间进行沟通的工具。此外，面部表情、肢体动作和哭声、笑声，都是表达婴幼儿感受和需求的方式。

0～3 岁是学习语言的最佳时期，语言的发育包括发音、理解和表达三个阶段，0～6 月龄主要是发音阶段。新生儿出生时的哭叫表明已开始发音；2～3 月龄婴儿已能发出喉音，能发出"啊""咿"等声音；6～7 月龄婴儿会无意识地发出"爸爸""妈妈"之类的声音，开始能听懂自己的名字。

四、营养需求及饮食要点

0～6 月龄是人一生中生长发育的第一个高峰期，对能量和营养素的需要量相对高于其他任何时期。但婴儿的胃肠道、肝脏和肾脏发育尚未成熟，功能不健全，对食物的消化吸收能力及对代谢废物的排泄能力仍较低。

母乳是婴儿最理想的食物。6 月龄以内的婴儿建议进行纯母乳喂养，即除了母乳外不吃任何液体、半固体及固体食物,包括水、配方奶粉、蔬菜汁、米糊等。任何婴儿配方奶都不能与母乳相媲美,只能作为母乳喂养失败后的无奈选择,或母乳不足时对母乳的补充。

母乳中维生素 D 含量低,母乳喂养儿不能通过母乳获得足量的维生素 D。婴儿出生后数日(1～2 周内),当喂养情况比较稳定后,需要补充维生素 D,开始时每日补充维生素 D 10μg。配方奶喂养的婴儿,需要了解配方奶中提供的维生素 D 含量,如果能提供 10μg 维生素 D,则不需要再额外补充;否则需要适量补充。

母乳中维生素 K 含量很低,不能满足婴儿需求,出生时补充维生素 K 可有效预防新生儿出血症的发生。目前新生儿出生后产科护理程序一般都会给予肌内注射维生素 K,剂量为 1mg,出生体重低于 1 500g 的早产儿则给予 0.5mg。若出生后没有注射维生素 K,或者母婴双方接受可能干扰维生素 K 代谢的相关治疗,则需要及时咨询医务人员。配方奶喂养的婴儿,需要了解配方奶中提供的维生素 K 含量。

第二节　7～12 月龄婴儿生长发育特点及营养需求特点

7～12 月龄也属于生命早期 1000 天中婴幼儿生长发育的关键时期,同时也是感知觉、动作、语言和行为发育最快的时期,是视觉、听觉、运动、情感和社交发育和发展的关键期。

一、体格发育特点

(一)体重发育特点

体重和身长是判定婴儿体格生长和营养状况的重要指标,也是婴幼儿定期健康体检的重要项目之一。7～12月龄婴儿的体重平均每月增加约300g，至12月龄时体重达到9.6～10kg，约为出生时的3倍。

（二）身长发育特点

婴儿期也是身长增长最快的时期。7～12月龄婴儿身长月均增长约1cm，1岁时身长达75～76cm，约为出生时的1.5倍。

（三）头围、胸围发育特点

头围是反映婴幼儿脑发育的重要指标之一。婴儿头部发育最快的时期是0～6月龄，新生儿头围平均约为34cm，0～6月龄增加约9cm，7～12月龄增加约3cm，至1岁时头围平均约46cm。

婴儿期也是胸围增长最快的一年。出生时胸围较头围略小1～2cm，为32～33cm；1岁时胸围约等于头围，出现头围、胸围生长曲线交叉。头围、胸围生长曲线交叉年龄与儿童营养状况、胸廓发育情况有关。

图1-1为0～7岁儿童的生长发育曲线图，根据国家卫生健康委员会2022年发布的《7岁以下儿童生长标准》（WS/T 423—2022）制作，帮助判断儿童生长发育水平。

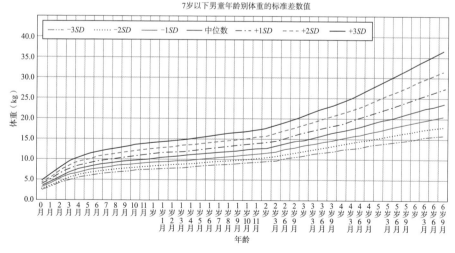

图1-1　0～7岁儿童生长发育曲线图

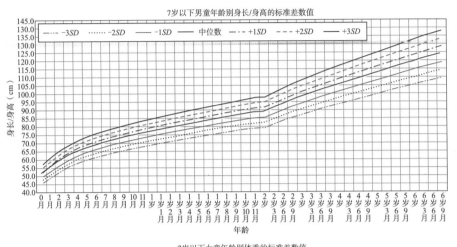

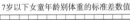

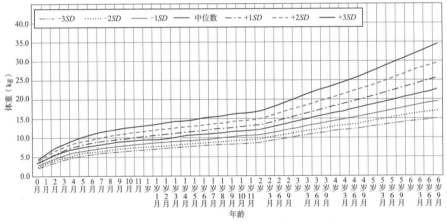

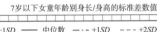

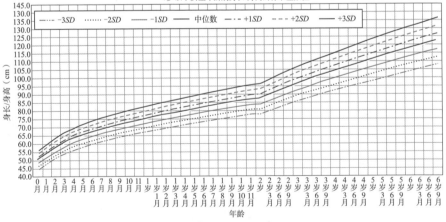

图1-1　0~7岁儿童生长发育曲线图(续)

家长可以根据婴儿月龄及实际身长、体重在图 1-1 中找到对应的曲线及标准差值（SD），并参照下方等级划分表判断孩子生长发育情况（表 1-1）。例如，婴儿（男）在 8 月龄时身长为 68cm，体重为 8kg，位于 $-1SD$ 值的曲线下方，提示孩子身长体重发育处于中下水平。

表 1-1　儿童生长水平的标准差评价方法

标准差法	评价指标	
	年龄别体重	年龄别身长/身高
$\geq +2SD$	上	上
$\geq +1SD，< +2SD$	中上	中上
$\geq -1SD，< +1SD$	中	中
$\geq -2SD，< -1SD$	中下	中下
$< -2SD$	下	下

二、神经系统发育特点

从胎儿到出生后 2 年内是脑发育最快的阶段。新生儿脑重约 390g，成人脑重 1350～1400g。营养是脑发育的物质基础，营养素的缺乏将对脑发育产生不良影响。

可以根据国家卫生和计划生育委员会 2017 年发布的《0 岁～6 岁儿童发育行为评估量表》（WS/T 580—2017）（附录 1），评估儿童认知行为能力发育水平。发育商参考范围：> 130 为优秀；110～129 为良好；80～109 为中等；70～79 为临界偏低；< 70 为智力发育障碍。

三、视力发育特点

视力又称视觉分辨力，是眼睛能够分辨的外界两个物点间最小距离的能力。根据国家卫生健康委办公厅 2021 年 10 月发布的《儿童青少年近视防控适宜技术指南（更新版）》，0～6 岁是儿童视力发育的关键期，新生儿出生时仅有光感，1 岁时视力一般可达 4.3（标准对数远视力表，附录 2）。

四、营养需求及饮食要点

婴儿的快速生长发育,需要相对大量的能量和营养素支持,其营养需求有以下几个特点。

1. 体内储存量低　婴儿体内营养素的储备量相对小,对于缺乏的适应能力差。一旦某些营养素摄入量不足或消化功能紊乱,短时间内就可能明显影响发育的进程。

2. 营养素需求量大　婴儿生长发育速度快,代谢旺盛,营养素的需求量按每单位体重计,相对需求量高于成人。

3. 营养素需求种类多　儿童需要的营养素种类多于成年人,如组氨酸,对婴幼儿来说是必需氨基酸。

我国7~24月龄婴幼儿DHA(二十二碳六烯酸)的适宜摄入量(adequate intake,AI)为100mg/d。7~12月龄婴儿能量的需要量为75kcal/(kg·d),1kcal=4.184kJ;蛋白质的AI为17g/d,同时应注意优质蛋白质的充足摄入;膳食脂肪AI适当保持较高水平,约为能量的40%;碳水化合物每日摄入量包括600ml母乳和添加的辅食,碳水化合物的AI为80g/d;维生素A的AI为350μg RAE/d,可耐受最高摄入量(tolerable upper intake level,UL)为600μg RAE/d;维生素D的AI为10μg/d,UL为20μg/d;维生素E的AI为4mg α-TE/d;维生素K的AI为10μg/d;维生素C的AI为40mg/d;钙的AI为350mg/d,UL为1500mg/d;锌的AI为3.2mg/d;铁的推荐摄入量(recommended nutrient intake,RNI)为10mg/d;由母乳提供的水量约为540ml/d,添加辅食和饮水提供的水量约为330ml/d,此阶段婴儿的总水AI为0.9L/d。

对于7~12月龄婴儿,母乳仍然是重要的营养来源,但单一的母乳喂养已经不能完全满足其对能量以及营养素的需求,必须引入其他营养丰富的食物。

第三节　1~3岁幼儿生长发育特点及营养需求特点

幼儿期也是人体生长发育的重要阶段。在这一时期,幼儿的大脑功能进一步完善,语言表达能力逐渐提高;模仿力强,认知行为能力发展快;已能独立行走,活动范围扩大。

一、体格发育特点

婴儿期后体重、身高和头围的增长速度都减慢。满 1 岁时体重约 9kg,满 2 岁时约 12kg,至 3 岁时约 14kg;满 1 岁时身长约 75cm,满 2 岁时约 87cm,满 3 岁时身高约 96cm;满 1 岁时头围约 46cm,满 2 岁时约 48cm,满 3 岁时约 49.5cm(表 1-2)。

表 1-2　1~3岁幼儿生长发育参考值

年龄	体重 /kg	身高 /cm	头围 /cm
1 岁	9	75	46
2 岁	12	87	48
3 岁	14	96	49.5

可参照 0~7 岁儿童的生长发育曲线图 [根据国家卫生健康委员会 2022 年发布的《7 岁以下儿童生长标准》(WS/T 423—2022)制作](图 1-1),判断儿童生长发育水平。

家长可以根据儿童年龄及实际身高(身长)、体重在图 1-1 中找到对应的曲线及 SD 值,并参照等级划分表判断孩子生长发育情况(表 1-3)。例如,儿童(男)在 2 岁时身高为 82cm,体重为 11kg,其身高值位于 -1SD 值的曲线下方,体重值位于 -2SD 值的曲线上,提示其身高体重发育处于中下水平。

9

表1-3 儿童生长水平的标准差评价方法

标准差法	评价指标	
	年龄别体重	年龄别身长/身高
≥+2SD	上	上
≥+1SD，<+2SD	中上	中上
≥-1SD，<+1SD	中	中
≥-2SD，<-1SD	中下	中下
<-2SD	下	下

二、神经系统发育特点

从胎儿到出生后2年内是脑发育最快的阶段。婴儿2岁时脑重900~1000g，成人脑重1350~1400g。营养是脑发育的物质基础，任何营养素的缺乏都将对脑发育产生不良影响，尤其是神经细胞的增殖分化以及神经通路的形成。由于脑细胞增殖分化的特点是"一次性完成"，因此生命早期，即从胎儿至出生后2年内，是脑发育的关键时期，错过这一时期，将造成不可逆转的损伤。

可以根据国家卫生和计划生育委员会2017年发布的《0岁~6岁儿童发育行为评估量表》（WS/T 580—2017）（附录1），评估儿童认知行为能力发育水平，发育商参考范围：＞130为优秀；110~129为良好；80~109为中等；70~79为临界偏低；＜70为智力发育障碍。

三、视力发育特点

视力又称视觉分辨力，是眼睛能够分辨的外界两个物点间最小距离的能力。婴儿1岁时视力一般可达4.3，2岁时视力一般可达4.6以上，3岁时视力一般可达4.7以上（标准对数远视力表，附录2）。

四、肠道菌群变化特点

从6月龄开始添加辅食后，婴儿肠道菌群会发生相应变化，到3岁时形成比较稳定的肠道菌群。辅食添加对肠道菌群的组成有显著影响,随着食物多样性增加,婴幼儿肠道微生物组成会变得复杂,肠道菌群趋于多样化。《中国营养科学全书(第2版)》指出,营养和环境因素对婴幼儿肠道菌群有影响,补充益生菌、益生元等,都可能影响肠道菌群的组成。肠道菌群从很多方面影响健康,比如,其具有发酵未消化食物残渣和肠道黏液的代谢作用,同时还能合成B族维生素、维生素K等维生素,参与钙、镁、铁等离子的吸收;肠道菌群还有促进结肠上皮细胞增殖和分化,阻止潜在致病菌入侵和定植,以及促进免疫功能的作用。

五、营养需求及饮食要点

处于生长发育期的幼儿每天所摄入的能量和营养素不仅用于补偿代谢的需要,还用于供给不断增加的新生组织,以及功能成熟的需要。按每千克体重计算,幼儿的能量和营养素需要量高于成人。

幼儿期是过渡期,与出生早期及婴儿期比较,其膳食模式有重大的改变。从出生时完全依赖于乳类,逐渐转变为多样化的食物;从被动接受父母或照顾者提供适合的食物,到建立自主进食行为,主动选择喜爱的食物。在这一过程中,幼儿学习接受食物并建立多样化的膳食模式。幼儿期建立的膳食模式可以延续至青春期和成人期。健康的饮食行为可以促进健康,减少疾病的发生。

第四节 3~6岁儿童生长发育特点及营养需求特点

与婴幼儿相比,学龄前期(3~6岁)儿童生长发育速率略有下降,但仍处于较高水平,其生长发育状况直接关系到青少年期和成人期慢性病的发生风险。

一、体格发育特点

学龄前期儿童体重增长速度约 2kg/ 年，身高增长 7～8cm/ 年。而头围生长速度自 2 岁后增长缓慢，3～18 岁共增长 5～6cm。

0～7 岁儿童的生长发育曲线图（图 1-1），可以帮助判断儿童生长发育水平。家长可以根据孩子年龄及实际身高、体重在图中找到对应的曲线及 SD 值，并参照等级划分表（表 1-3）判断孩子生长发育情况。例如，孩子（男）在 4 岁时身高为 100cm、体重为 14kg，身高体重值均位于 −1SD 值曲线下方，提示孩子身高体重发育处于中下水平。

二、神经系统发育特点

在生命早期神经系统的发育领先于身体其他各系统。儿童 3 岁左右神经细胞的分化已基本成熟，但神经细胞体积的增大、神经元间突触形成和修剪、神经纤维的髓鞘化仍在继续进行。学龄前期儿童的神经系统结构和功能仍处于发育过程中，大脑代谢需求也显著增加。

可以根据国家卫生和计划生育委员会 2017 年发布的《0 岁～6 岁儿童发育行为评估量表》（WS/T 580—2017）（附录 1），评估儿童认知行为能力发育水平，发育商参考范围：＞ 130 为优秀；110～129 为良好；80～109 为中等；70～79 为临界偏低；＜ 70 为智力发育障碍。

三、视力发育特点

视力又称视觉分辨力，是眼睛能够分辨的外界两个物点间最小距离的能力。3 岁儿童的视力一般可达 4.7 以上，4 岁时一般可达 4.8 以上，5 岁及以上时视力一般可达 4.9 以上。4 岁儿童裸眼视力 ≤ 4.8（0.6）、5 岁及以上儿童裸眼视力 ≤ 4.9（0.8），或双眼视力相差两行及以上（标准对数视力表），或双眼视力相差 0.2 及以上（国际标准视力表）为视力低常。

四、消化系统发育特点

3 岁儿童 20 颗乳牙已出齐，6 岁左右萌出第一恒磨牙。咀嚼能力在一定程度上反映儿童消化系统功能发育成熟度。但学龄前期儿童的咀嚼能力仅达到成人的 40%，消化能力也仍有限，尤其是对固体食物需较长时间适应，不能过早进食家庭成人膳食，以免导致消化吸收紊乱，造成营养不良。

五、营养需求及饮食要点

学龄前期儿童处于生长发育较快速阶段，大脑和神经系统持续发育并逐渐成熟，新陈代谢旺盛且活动量大，对能量和营养素的需要量都相对高于成人。因此，满足学龄前期儿童的营养需求是保证其正常生长发育的基本条件。学龄前期儿童所摄入的食物种类和量已开始接近成人，此时是形成健康饮食行为和生活方式的关键时期。建议学龄前期儿童每天摄入食物种类达到 12 种以上，每周达到 25 种以上。学龄前期儿童应学会使用匙、筷子、杯、碗等餐具，进餐时应注意细嚼慢咽，但不拖延，在 30 分钟内完成。对于儿童不喜欢吃的食物可通过鼓励、变换烹调方式、改变食物大小或质地、更换盛放容器等方式促进其自主进食。

第二章
儿童常见营养健康问题及解决方案

第一节　0~6月龄婴儿常见营养健康问题及解决方案

一、维生素 D 缺乏

维生素 D 缺乏性佝偻病是维生素 D 严重缺乏,导致人体内钙、磷代谢异常,骨骼矿化不全而造成的以骨骼病变为特征的全身慢性营养性疾病,对处于快速生长期的婴幼儿的危害更明显。维生素 D 缺乏性佝偻病的高发期是 3~18 月龄。维生素 D 缺乏性佝偻病曾在工业化国家中流行,经过婴幼儿补充鱼肝油、牛奶强化维生素 D 等举措后,工业化国家的维生素 D 缺乏性佝偻病近乎绝迹,但近年来又有新发病例报道。我国婴幼儿中维生素 D 缺乏性佝偻病的患病率一直处于较高水平,尤其是在北方及农村地区。

以下结合案例来了解 0~6 月龄婴儿维生素 D 缺乏导致的营养健康问题及解决方案。

📑 **案例**

姓名:张 **

性别:男

年龄：4.5 月龄

基本情况：早产，顺产，出生体重 2.3kg，目前体重 5.1kg。一直混合喂养，没有添加辅食，3 月龄时补充了钙剂，未添加鱼肝油。4 月龄时抬头，近期会翻身。近期反复惊厥 2 天，表现为：某天上午玩耍时，突然出现双眼上翻，神志不清，面部及四肢小抽动，大约 1 分钟缓解，发作缓解后和平时一样精神状态良好，第 2 天上午和中午喂奶后又发作了 2 次，每次持续 1~2 分钟。无发热、咳嗽；无恶心、呕吐；平时有多汗；睡眠不踏实；大便较稀，每天 3~4 次。检查其他情况发现，此婴儿头型正常，枕部有乒乓球感，有枕秃，前囟门 2.5cm，牙齿未萌出，咽部无充血，颈软，胸廓轻度肋外翻。医院血生化指标检查结果显示，钙 1.50mmol/L、离子钙 0.8mmol/L，碱性磷酸酶 350U/L。

（一）依据以上描述，此婴儿可能存在什么营养健康问题

1. 此婴儿可能存在由于维生素 D 缺乏导致的营养健康问题。

2. **案例解析**　维生素 D 是一种脂溶性维生素，主要有两种形式，即维生素 D_2（麦角钙化醇，由植物合成）和维生素 D_3（胆钙化醇，由哺乳动物合成）。天然食物（包括母乳）中所含维生素 D 量很少。人体维生素 D 的主要来源是经阳光中紫外线照射，将皮肤中的 7- 脱氢胆固醇转变成维生素 D_3 然后与维生素 D 结合蛋白相结合，转送至肝脏，在肝脏 D_3-25- 羟化酶的作用下，羟化成 25-(OH)-D_3 再进入肾脏，在肾脏 25-(OH)-D_3-1α- 羟化酶和 25-(OH)-D_3-24- 羟化酶的作用下，再次羟化成 1,25-(OH)$_2$-D_3 和 24,25-(OH)$_2$-D_3，从而发挥维生素 D 的生理作用。

维生素 D 参与多种生理功能，主要包括：调节钙、磷代谢，促进肠道对钙、磷的吸收；有助于维持骨骼健康；促进免疫调节，调节免疫细胞的活性和功能等。阳光中紫外线照射皮肤产生维生素 D 受到各种因素制约，包括皮肤色素、体型、居住地纬度、季节、空气污染以及衣服和防晒霜等对紫外线的阻隔。现代生活方式的改变，使人们从阳光照射而获得维生素 D 的机会也大大减少。

维生素 D 缺乏可能会导致佝偻病或手足搐搦症。维生素 D 缺乏性佝偻病初期的临床表现为神经兴奋性增高，如易激惹、烦躁、多汗、摇头、枕秃等，但这些表现均没有特异性；血清 25-(OH)D 水平明显下降，甲状旁腺激素（PTH）升高，血钙正常，血磷正常或偏低等；在疾病激期，可能出现"乒乓头""方颅"等颅骨变化，四肢出现手腕、足踝处钝圆形环装隆起的"手镯""脚镯"样变化或膝内翻、膝外翻样变化，"鸡胸""漏斗胸"等胸骨变化。维生素 D 缺乏性手足搐搦症的临床表现包括：惊厥（最常见的表现，无发热，呈间歇性发作），突发手足强直痉挛（见于较大婴幼儿），喉痉挛（最严重的表现，易窒息死亡）。

判断依据：①喂养史：4.5 月龄小婴儿，早产，混合喂养未添加辅食及鱼肝油。②临床表现：无热惊厥；反复发作、发作时间短，发作间期活泼如常；平时有多汗、睡眠不实等神经系统兴奋症状；无发热、呕吐等感染症状；枕部有乒乓球感，有枕秃，前囟门大。③实验室指标：血常规正常；钙 1.50mmol/L、离子钙 0.8mmol/L，均低下；碱性磷酸酶 350U/L，增高；头颅 CT 正常。

（二）婴儿维生素 D 缺乏的原因

1. 母亲孕期维生素 D 不足，婴儿出生时维生素 D 水平低下。

2. 早产儿、低出生体重儿、双胞胎等，出生时维生素 D 储存不足。

3. 纯母乳喂养，母乳中维生素 D 含量低。

4. 出生后生长速度快，对维生素 D 需要量增加。

5. 长期慢性腹泻伴脂肪吸收不良，维生素 D 吸收差。

6. 长期使用抗惊厥药物，如苯巴比妥和苯妥英钠，维生素 D 分解加速。

7. 遗传因素，如基因多态性与儿童维生素 D 代谢有关。

（三）婴儿维生素 D 缺乏性佝偻病的预防和治疗

应采取补充维生素 D 的方式来预防婴幼儿维生素 D 缺乏。可从婴幼儿出生数天起，每天补充维生素 D 400IU（10μg），有高危因素的婴儿如早产、生长快速、长期腹泻等,应根据情况增加维生素 D 的补充剂量。婴幼儿出现维生素 D 缺乏相关临床症状如佝偻病时,应由医师进行评估,给予快速大剂量口服维生素 D 的临床治疗措施。

(四)婴儿如何补充维生素 D

婴儿出生时,体内有少量源于母体的维生素 D 储备。婴儿出生后 1～2 周内,当喂养状况比较稳定后,采用维生素 D 补充剂。开始每日补充维生素 D 10μg,可在母乳喂养前将滴剂定量滴入婴儿口中,然后再进行母乳喂养。对于每日口服补充维生素 D 有困难的婴儿,可每周或者每月口服一次相当剂量的维生素 D。配方奶喂养的婴儿,需要了解配方奶提供的维生素 D 的量。按照每日 700ml 奶量估计,如能提供 10μg 维生素 D,则不需要再额外补充;否则也需要适量补充。每日 10μg 维生素 D 可满足婴儿在完全不接触日光照射情况下维生素 D 的需要,这一补充量对北方地区、冬季或梅雨季节的婴儿都是基本充足的。

阳光照射促进皮肤中维生素 D 的合成。阳光充足、皮肤暴露范围足够、阳光暴露时间足够的情况下,婴儿也可通过阳光照射获得足量维生素 D。但要注意,阳光中的高能蓝光可以透过晶状体,到达婴儿视网膜,对婴儿视觉产生不利影响;婴儿皮肤娇嫩,过早暴露日光也可能对婴儿皮肤造成损伤。

二、牛奶蛋白过敏导致的肠绞痛

婴儿肠道发育不完善,6 月龄前是肠绞痛的高发期。引起肠绞痛的原因可能有以下方面。

(1)不正确的喂养方式:包括吞入过多的空气引起肠胀气,喂得过多或过少导致频繁打嗝等。

(2)胃肠道发育不成熟:6 月龄前胃肠道吸收功能以及控制肠壁活动的神经调节功能发育不成熟,肠道对碳水化合物的吸收不好。不能吸收的碳水化合物会在结肠内细菌作用下发酵产生过多的气体。肠壁的神经发育不成熟，容易造成肠道蠕动不规则，快慢不一，肠道运动过强，造成肠道痉挛。

（3）肠道菌群的改变。0~6月龄期间肠道菌群逐渐成熟稳定，这个过程中肠道菌群的改变可能是肠绞痛的原因之一。用益生菌治疗肠绞痛有一定的缓解效果。

（4）在乳糖不耐受、牛奶蛋白过敏的孩子中，肠绞痛发生率更高。母亲饮食注意低过敏饮食可能会减少婴儿肠绞痛的发生。

因此，需观察婴幼儿是否存在肠绞痛，并筛查和判断肠绞痛的原因，以采用针对性措施解决此营养健康问题。

以下结合案例来理解和分析此类营养健康问题，并学会其解决方案和措施。

案例

姓名：王 **

性别：女

年龄：3 月龄

基本情况：夜间哭吵 1 月伴腹泻 1 周。该女婴纯母乳喂养至 2 月龄，随后添加配方粉混合喂养，体重 4.7kg。配方粉喂养 2~3 次 /d（中午及夜间），120ml/ 次。添加配方粉以后，夜间哭吵加剧。近一周，患儿面部出现湿疹并逐渐增多；夜间睡眠不足 4 小时；大便次数增加，一天 4~7 次，黄色稀便，偶有绿色，无肉眼可见血丝；无溢奶等情况。近 1 个月体重仅增长 150g，尿量无明显减少。双颊可见大量湿疹；咽红。

大便常规结果：红细胞 0~2 个 /HP，白细胞 2~3 个 /HP；大便隐血（＋）。最近一次血常规结果显示血红蛋白浓度为 94g/L。

（一）依据以上描述，此婴儿可能存在什么营养健康问题

1. 此婴儿可能存在牛奶蛋白过敏导致的肠绞痛。

2. 案例解析　对于婴儿肠绞痛，目前常用的诊断方法是 2016 年确定的罗马Ⅳ标准 (Roma Ⅳ criteria)，具体如下。

（1）疾病的发生和缓解均发生在 5 月龄内的婴儿群体中。6 周龄左右婴儿每天啼哭时长平均约 2 小时；成长至 10～12 周龄，啼哭时长可能减少至每天约 1 小时；至 3～4 月龄时，症状缓解。

（2）据看护者叙述，婴儿存在反复发作且持续性啼哭、焦躁，或呈易激惹状态，且均无明显诱因。看护者无法避免症状发生，且无法自行解决。与正常啼哭不同，肠绞痛婴儿的啼哭声音大且强烈，音调高，如同尖叫，看护者通常无法将其抚慰至平静。

（3）婴儿不存在生长迟缓、发热或生病的迹象，可能存在腹部紧张、弓背、握拳、上臂僵硬、腿部上抬等情况。

在临床实践中，婴儿肠绞痛除符合以上标准外，还可能表现为以下情况。

（1）看护者叙述婴儿每天啼哭或焦躁达 3 小时以上，每周发作 3 天以上。

（2）在连续 24 小时中，婴儿啼哭和焦躁总时长大于 3 小时。

此案例中婴儿符合肠绞痛的表现，结合喂养情况（添加配方粉以后，夜间哭吵加剧）及体征（包括湿疹等皮肤症状、腹泻等胃肠道症状以及便血、血红蛋白下降等），判断此婴儿为牛奶蛋白过敏导致的肠绞痛。

（二）牛奶蛋白过敏的治疗和管理

对于母乳喂养婴儿，若发生牛奶蛋白过敏，应继续母乳喂养，但母亲应回避牛奶及其制品，同时注意补充足量的钙；如果母亲饮食回避后婴儿症状仍无改善或影响了母亲及婴儿的营养状况或增加了母亲的心理负担，可以考虑更换低过敏原性配方如深度水解或氨基酸配方婴幼儿奶粉或转专科诊治。同时，还应注意长期饮食管理及生长发育监测，家长也应及时接受营养教育，学会如何阅读食物成分表，避免不必要的意外的牛奶蛋白摄入。随着婴儿月龄的增长，也需要检查婴儿是否依旧存在牛奶蛋白过敏的问题。

（三）牛奶蛋白过敏的预防

母乳喂养有助于预防牛奶蛋白过敏的发生。对于不能母乳喂养的过敏性疾病高危儿，部分水解配方可能有预防牛奶蛋白过敏的作用。婴儿满 6 月龄添加辅食时，早期引入奶类以外的其他食物可以减少过敏风险。

第二节　7~12 月龄婴儿常见营养健康问题及解决方案

一、生长迟缓

7~12 月龄婴儿处于生命早期 1000 天健康机遇窗口期，适宜的营养和喂养不仅关系到婴儿近期的生长发育，还关系到其长期的健康。需要通过体格测量，观测婴儿生长状态及生长速率，评价婴儿营养状况。

以下结合案例来分析 7~12 月龄婴儿生长发育评价及相关问题的解决方案。

📑 **案例**

姓名：王 **

性别：男

年龄：10 月龄

基本情况：婴儿于 5 月龄停止母乳喂养，一直由家里老年人喂养，每天配方奶 2 次，每次 100ml，一日三餐多为米粉、水煮蔬菜烂面，暂未添加整鸡蛋或肉类制品。婴儿身长 67.5cm，体重 7.2kg。

请评估该婴儿的生长发育情况，并给出合理膳食建议。

（一）评估婴儿生长发育的常用指标

儿童体格生长状况与个体和群体儿童营养和健康有关。定期测量婴幼儿的体重、身长／身高、头围、上臂中围等体格生长指标,并根据儿童生长标准绘制生长曲线,可以比较直观地评价婴幼儿的营养状况。

案例解析　体重可以反映婴幼儿近期的营养状况。如果婴幼儿体重不足,或体重增长缓慢、停滞,则提示营养缺乏,需探究导致营养缺乏的疾病因素或其他因素;体重过重或体重增长过快,则应注意是否有营养过剩及内分泌代谢异常。

身长／身高反映婴幼儿长期的营养状况。婴幼儿期的身长／身高较少受到遗传、种族的影响,而主要受营养、环境等因素的影响。

头围是反映婴幼儿脑发育的重要指标之一。如果儿童的头围值明显超出正常范围,则可能患脑积水、巨脑症及佝偻病等疾病;如果头围值过小,则可能是脑发育不全、小头畸形等。

(二)评估婴儿生长发育的参考标准

婴幼儿个体体格生长有自己的生长"轨道",儿童生长标准、儿童生长参考值的均值或 50 百分位 ($P50$) 不是儿童应达到的"目标"。婴幼儿体格生长指标应予以动态观察,尤其是在发现异常时,应追踪婴幼儿生长状况,并结合临床及实验室检查,以获得较准确的结论。

可参考的标准为国家卫生健康委员会 2022 年发布的《7 岁以下儿童生长标准》(WS/T 423—2022)。

(三)评估本案例中婴儿的生长发育状况

按照《7 岁以下儿童生长标准》(WS/T 423—2022)判断,本案例中的婴儿生长发育水平偏下。

(四)本案例中的婴儿存在哪些喂养问题,如何发现其喂养问题

可通过营养咨询进行膳食调查与评价,分析婴幼儿喂养存在的问题。

膳食是婴幼儿获得营养的基本途径,是各种营养问题的主要影响因素。膳食调查是获取调查对象在一定时间内通过膳食所摄取的能量和各种营养素的数量和质量,以此评定调查对象的营养需求得到满足的程度。婴幼儿膳食调查包括膳食摄入信息的获取以及对膳食状况的评价。对婴幼儿膳食状况的调查和分析是营养状况评价中不可缺少的重要内容之一。通过膳食调查,可了解婴幼儿的喂养情况、饮食行为、食物喜好以及通过膳食所摄入的能量和营养素水平,是全面、合理评价婴幼儿营养状况的基础。婴幼儿膳食是从婴儿膳食向成人膳食的过渡,有其独特性,尤其是世界卫生组织强调母乳喂养可持续至2岁或以上,因此,对婴幼儿有部分特殊的膳食调查方法。群体婴幼儿的膳食调查方法如下。

(1)继续母乳喂养率:调查前一天,12~15月龄、20~23月龄幼儿的母乳喂养率分别代表1岁和2岁幼儿的母乳喂养率。

(2)非母乳喂养儿童乳类喂养率:调查前一天,非母乳喂养的7~24月龄婴幼儿每天喂2次奶类的比例。

(3)达到最少喂养次数率:调查前一天,7~24月龄婴幼儿达到最少喂养次数的比例。最少喂养次数指:母乳喂养7~9月龄婴儿至少喂固体、半固体、糊状食物2次;母乳喂养10~24月龄婴幼儿至少喂固体、半固体、糊状食物3次;非母乳喂养的7~24月龄婴幼儿至少喂固体、半固体、糊状食物以及奶类4次。

(4)达到最低食物多样化率:调查前一天,7~24月龄婴幼儿得到4类或更多种类食物的比例。一般将食物划分为7类:①谷类、根茎;②豆类、坚果;③奶类(奶、酸奶、奶酪);④肉禽鱼,包括肝脏/内脏;⑤蛋类;⑥富含维生素A前体的水果和蔬菜;⑦其他蔬菜和水果。

(5)达到可接受饮食率:调查前一天,7~24月龄婴幼儿达到最低食物多样化和最少喂养次数的比例。

个体婴幼儿的膳食调查可以采用在其他年龄人群中常用的方法,如称重法、回顾法、食物频率法等。

本案例中的婴儿存在以下错误的喂养方式:于5月龄停止母乳喂养,未满6月龄;每天配方奶2次,每次100ml,配方奶喂养次数和量均不足;一日三餐多为米粉、水煮蔬菜烂面,暂未添加整鸡蛋或肉类制品,辅食多样化差。

(五)膳食建议

1. 继续母乳喂养到 2 岁或以上 在 7～12 月龄期间,母乳仍然是婴儿能量以及蛋白质、钙等重要营养素的重要来源。7～9 月龄婴儿每天的母乳量应不低于 600ml,由母乳提供的能量应占全天总能量的 2/3,每天应保证母乳喂养不少于 4 次;10～12 月龄婴儿每天的母乳量约 600ml,由母乳提供的能量应占全天总能量的 1/2,每天应母乳喂养 4 次;对于母乳不足或不能母乳喂养的婴儿,满 6 月龄后需要继续以配方奶作为母乳的补充。

2. 满 6 月龄起必须添加辅食 从肉泥、肝泥、强化铁的婴儿谷粉等富铁的泥糊状食物开始,逐渐过渡到固体食物,逐渐增加辅食频次和进食量;及时引入多样化食物,重视动物性食物的添加,首先考虑畜禽肉、蛋、鱼虾、肝脏;在婴幼儿适应一种食物后再添加其他新的食物。如有不良反应须及时停止添加。

3. 7～9 月龄婴儿 应逐渐达到每天至少 1 个蛋黄以及 25g 肉禽鱼,谷物类不低于 20g;蔬菜、水果类各 25～100g。如婴儿对蛋黄或鸡蛋过敏,应回避鸡蛋而再增加肉类 30 g。如婴儿辅食以谷物类、蔬菜、水果等植物性食物为主,需要额外添加不超过 10g 的油脂,推荐以富含 α- 亚麻酸的植物油为首选,如亚麻籽油、核桃油等。7～9 月龄婴儿的辅食质地应从刚开始时的泥糊状,如肉泥、蛋黄泥、米糊,逐渐过渡到 9 月龄时带有小颗粒状,如厚粥、烂面、肉末、碎菜等。

4. 10～12 月龄婴儿 保证摄入足量的动物性食物,每天 1 个鸡蛋(至少 1 个蛋黄)以及 25～75g 肉禽鱼;谷物类 20～75g;蔬菜、水果类各 25～100g。例如香蕉块、煮熟的土豆块和胡萝卜块、馒头、面包片、切片的水果和蔬菜以及撕碎的鸡肉等。

辅食烹饪最重要的是将食物煮熟、煮透,同时尽量保留食物中的营养成分和原有口味,并使食物质地适合婴幼儿的进食能力。辅食的烹饪方法宜多采用蒸、煮,不用煎、炸。

进餐时父母或喂养者与婴幼儿应有充分的交流,识别其饥饱信号,并及时回应,耐心喂养,鼓励进食,但绝不强迫喂养。

二、缺铁性贫血

铁是人体必需的一种矿物元素。体内铁的水平随年龄、性别、营养状况和健康状况的不同而异。正常人体内含铁总量为 30～40mg/kg(bw)。铁在机体中发挥着重要作用。

1. 参与体内氧的运送和组织呼吸过程　铁是血红蛋白、肌红蛋白、细胞色素、细胞色素氧化酶及触媒(铁的氧化物,起催化作用)的组成成分,还可激活琥珀酸脱氢酶、黄嘌呤氧化酶等酶的活性。

2. 维持正常的造血功能　机体中的铁大多存在于红细胞中,铁在骨髓造血组织中与卟啉结合形成高铁血红素,再与珠蛋白合成血红蛋白。缺铁可影响血红蛋白的合成,甚至影响 DNA 的合成及幼红细胞的增殖。

3. 参与其他重要功能　铁参与维持正常的免疫功能,缺铁可引起机体感染性增加,白细胞的杀菌能力降低,淋巴细胞功能受损,但过量铁可促进细菌的生长,对抵抗感染不利。此外,铁可催化 β- 胡萝卜素转化为维生素 A,参与嘌呤与胶原蛋白的合成;脂类在血液中转运以及药物在肝脏解毒等均需铁的参与;同时铁与抗脂质过氧化有关。

铁缺乏是世界范围内最常见的营养缺乏性疾病,多见于婴幼儿、青春期少女及育龄期妇女,尤其是 6～24 月龄,处于从母乳喂养转变为成人饮食模式过程中的婴幼儿。据世界卫生组织报告,全球 5 岁以下儿童的贫血患病率高达 47.4%,其中 50% 为缺铁性贫血。《中国居民营养与慢性病状况报告(2020 年)》显示,我国 6 岁以下(不包含 6 月龄以下婴儿)儿童贫血率为 21.2%,其中城乡分别为 15.0%、25.6%,男童、女童分别为 21.5%、20.8%;

2 岁以下（不包含 6 月龄以下婴儿）儿童贫血率为 36.9%，2～5 岁儿童贫血率为 15.1%。6 岁以下儿童贫血均以轻中度贫血为主，轻度贫血占 64.6%，中度贫血占 34.9%，重度贫血占 0.5%。

以下结合案例分析 7～12 月龄婴儿的缺铁性贫血问题及解决方案。

📑 案例

姓名：张 **

性别：男

年龄：10 月龄

基本情况：足月顺产儿，母乳喂养，未添加辅食。发现面色苍白、眼睑苍白、呼吸稍促 1 月余，无黑便、鼻衄，食欲差，经常哭闹，小便正常，身长 72cm，体重 9kg。血常规检查显示，红细胞水平为 $3.04 \times 10^{12}/L$，血红蛋白浓度为 62g/L，血小板计数为 $154 \times 10^{9}/L$，平均红细胞容积为 74fl，平均红细胞血红蛋白量为 22pg，血清铁浓度为 6μmol/L。心电图检测有窦性心动过速。

（一）依据以上描述，此婴儿可能存在什么营养健康问题

1. 本案例中的婴儿可能存在缺铁性贫血。

2. 案例解析　由于从宫内无氧环境到宫外有氧环境，在出生后前 2 个月，大量血红蛋白分解产生的铁被循环利用，因而能满足婴儿生后最初 4～6 个月对铁的需求。母乳中铁的吸收率虽然可以达到 50%，但母乳中铁含量低，随着月龄的增加，婴儿出生 4～6 个月后，储存铁基本耗竭，必须从母乳以外的其他食物中获得足够的铁。婴儿铁摄入不足、膳食铁的生物利用率低、机体对铁的需要量增加、铁的异常丢失等会导致婴儿有发生缺铁性贫血的风险。铁缺乏会有相应的临床表现，患儿可能有烦躁、异食癖、生长发育异常、营养素缺乏、贫血、心率增快以及注意力不集中等神经系统表现。除了可以观察和检查的相关临床表现外，婴幼儿缺铁性贫血的实验室诊断可以参考其血清铁蛋白、运铁蛋白饱和度、血清运铁蛋白受体、血红蛋白等指标进行诊断或辅助诊断。血红蛋白低于正常值即可诊断为贫血，但正常参考范

围内,也不可排除缺铁的可能,血红蛋白是缺铁的晚期指标。其正常值范围为:男性120~160g/L,女性110~150g/L。根据此案例中患儿的临床表现和实验室指标,可以判断其存在缺铁性贫血。

(二)婴幼儿缺铁性贫血的治疗

婴幼儿发生缺铁性贫血时,需要进一步了解是否存在引起铁缺乏的原发疾病,如各种隐性或显性失血性疾病,如消化道溃疡、炎症性肠病、牛奶蛋白或食物过敏等,并针对病因进行相应的诊治。另外,也要注意进行营养干预,改善饮食并提高膳食中铁的生物利用率,如增加肉类等含铁丰富的动物性食物,增加富含维生素C的新鲜蔬菜的摄入,提高铁,尤其是非血红素铁的摄入。同时,需要结合临床表现、实验室指标,请医生进行评估是否需要口服铁剂,如果存在严重消化道疾病明显影响铁吸收时,考虑经胃肠道外给予铁剂。

(三)婴幼儿缺铁性贫血的预防

铁缺乏的预防需要从母亲妊娠期的营养改善开始,注意缺铁性贫血的筛查;在婴儿出生后提倡0~6月龄内纯母乳喂养,满6月龄后合理添加辅食,并添加动物瘦肉、肝脏等,不仅含血红素铁丰富且富含促进铁吸收的维生素C,可作为膳食铁的补充来源;对于早产儿或低出生体重儿,出生后4周开始,可以预防性补充铁剂,并在3~6月龄时检测血红蛋白;对于足月儿,出生后4~6个月可预防性补充铁剂,在6~9月龄时检测血红蛋白;具有铁缺乏高危因素的幼儿应每年检测血红蛋白。

(四)有助于婴幼儿补铁的食物

合理膳食,注意食物多样化,经常摄入瘦肉、肝脏等动物性食物。血红素铁主要来自动物性食物,以含铁卟啉复合物的形式被吸收进入小肠黏膜上皮细胞,在胞浆内血红素加氧酶的作用下血红素的卟啉环打开,释放出游离Fe^{2+}。血红素铁的吸收率受膳食因素影响较小,因此生物利用率高。非血红素铁主要存在于植物性食物中,常为Fe^{3+}形式,膳食中的Fe^{3+}须由细胞色素B

还原为 Fe^{2+} 形式被吸收,吸收过程是由存在于小肠微绒毛的下层和腺窝部分的二价金属离子转运蛋白 1 介导完成,受膳食因素影响较大。蛋白质类食物能够刺激胃酸分泌,促进铁的吸收;氨基酸如组氨酸、赖氨酸、胱氨酸、蛋氨酸、酪氨酸与铁螯合成小分子的可溶性单体,可促进铁的吸收;维生素 C 是铁吸收的有效促进因子,维生素 A、叶酸、维生素 B_{12}、维生素 B_2 等对铁吸收也起到重要协助作用;柠檬酸、乳酸、丙酮酸、琥珀酸以及酒石酸等可促进铁的吸收。相反,铅、铬、锰等矿物质摄入过多可阻碍机体对铁的吸收;一些金属络合物也有阻碍机体对铁吸收的作用;还有一些非营养素成分,如植酸、丹宁、多酚物质与铁结合能力较强,阻碍铁吸收。另外,一些药物的使用也会影响铁的吸收,应予以留意。

第三节 1~3 岁幼儿常见营养健康问题及解决方案

一、锌缺乏

锌在人体内参与几乎所有代谢过程,与儿童的生长发育、免疫功能发育和成熟以及中枢神经系统功能正常发展均密切相关。儿童锌缺乏仍然是一个全球性的公共卫生问题。

儿童锌缺乏在发展中国家和发达国家都存在,但以发展中国家为主。据世界卫生组织估计,目前在发展中国家可能有 2 亿多 5 岁以下儿童存在锌缺乏,占全部儿童的 40% 左右。

我国不同地区儿童锌缺乏的情况有很大不同。在经济发达地区,儿童膳食中每天都有一定量的动物性食物,如果没有迁延性腹泻等疾病,一般不会出现锌缺乏;而在经济欠发达地区,儿童膳食中如果每天动物性食物不足,锌缺乏可能比较普遍。

以下结合案例阐述锌缺乏的诊断和解决方案。

📑 **案例**

姓名：赵＊＊

性别：男

年龄：2岁

基本情况：家长反映孩子在过去几个月里表现出食欲明显下降，对以前喜欢的食物不再感兴趣。家长也注意到其体重和身高增长明显落后于同龄儿童。此外，孩子最近经常感冒，恢复速度较慢，皮肤也出现了轻微的皮疹。家长还提到孩子近期似乎情绪较为烦躁，经常无缘无故地哭闹。

据家长描述，孩子是早产儿，出生体重低；平时不喜欢吃肉类食物，日常膳食以主食和蔬菜为主；经常反复腹泻。体格测量发现该儿童的体重和身高低于同龄儿童的第5百分位数。皮肤检查显示有干燥和轻微的炎症，未见明显感染迹象。头发稀疏，观察到部分头发脱落。血清微量元素检测发现锌水平低于正常范围；免疫功能检测发现免疫球蛋白水平略低。

（一）依据以上描述，该儿童可能存在什么营养健康问题

根据锌缺乏的病因和危险因素、临床表现、诊断依据等，该儿童可能存在锌缺乏。

1. 锌缺乏的原因及危险因素　　常见的锌缺乏的原因及危险因素包括锌摄入不足、储存不足、异常丢失等。

（1）摄入不足：母乳中的锌含量随哺乳期延长持续下降，婴儿6月龄时母乳锌含量低于1mg/L，难以满足婴儿需求。此时如未及时添加富含锌的食物，6~24月龄婴幼儿容易出现锌缺乏。

（2）储存不足：早产儿、低出生体重儿的追赶性生长需要更多的锌。

（3）异常丢失：经常腹泻、反复呼吸道感染的婴幼儿，由于锌丢失增加也容易出现锌缺乏。

2. 锌缺乏的临床表现　轻度锌缺乏的临床表现没有特异性，包括生长迟缓、腹泻、反复呼吸道或胃肠道感染、食欲低下、味觉异常、脱发等。如果出现了由肠病性肢端皮炎引起的严重锌缺乏，典型表现为皮炎、脱发和腹泻三联征。其他黏膜表现有睑缘炎、结膜炎、唇炎和口炎，严重者可有发育迟缓、营养不良。

3. 锌缺乏的诊断　主要依据病史发现锌缺乏的危险因素，在本案例中，早产、低出生体重、经常腹泻、经常感冒、日常膳食以主食和蔬菜为主均为锌缺乏的危险因素。血清锌是目前唯一比较可靠且应用广泛的判断人体锌缺乏的实验室指标。当高度怀疑婴幼儿锌缺乏时，如反复呼吸道或消化道感染、病愈后食欲低下、湿疹样皮炎等，可尝试短期补充锌，如症状在 1～2 周内明显改善，则证明确实存在锌缺乏。

（二）锌缺乏婴幼儿的营养干预

首先是调整饮食，增加膳食中锌的摄入量，使锌的膳食摄入量长期保持在一个充足而又安全的水平。

1～3 岁幼儿锌的平均需要量（estimated average requirement，EAR）为 3.2mg/d，推荐摄入量（RNI）为 4.0mg/d，可耐受最高摄入量（UL）为 9.0mg/d。

铁和锌的食物来源比较一致，富含蛋白质的食物，特别是动物性食物也是锌的良好来源。膳食中的锌大多与动物蛋白同时摄入，因此，增加肉类等动物性食物的摄入，在改善婴幼儿铁营养状况的同时也可改善其锌营养状况。但过量摄入锌易引起恶心、呕吐等胃肠道反应，并影响铜的代谢。

儿童补充锌可以选择葡萄糖酸锌、硫酸锌、甘草锌等制剂。肠病性肢端皮炎患儿口服锌治疗剂量为元素锌 1～3mg/(kg·d)。

（三）锌缺乏的预防

母乳喂养、合理添加辅食有助于预防锌缺乏。母亲初乳富含锌，肝脏、瘦肉等富铁食物也富含锌。

儿童腹泻时，世界卫生组织推荐在使用口服补液治疗的同时给予锌剂补充 10～14 天。推荐补充剂量:6 月龄及以上儿童,元素锌 20mg/d;6 月龄以下婴儿,元素锌 10mg/d。

二、饮食行为问题

1～3 岁是儿童成长的关键时期,这一阶段对于他们的身体发育、认知能力发展和长期健康状况具有深远的影响。1～3 岁儿童开始形成其饮食行为和食物偏好,这些可能会持续到成年期。在这个关键时期内提供多样化、均衡的饮食,可以帮助儿童建立健康的饮食行为。

饮食行为问题是日常婴幼儿发展过程中常见的问题。饮食行为可受到多方面的影响,如喂养和进食行为、食物选择和进食氛围等,年龄越小,受喂养、进餐行为等影响越大。婴幼儿期是儿童体格生长和身心发展的重要时期,因此也是饮食行为问题的高发时期。1～3 岁儿童常见的饮食行为问题包括挑食、偏食、进食速度慢、不合理零食、爱喝含糖饮料、喜欢甜食和油炸食品、进食不专注等。

以下结合案例分析 1～3 岁儿童常见的饮食行为问题及解决方案。

案例

姓名:小华

性别:男

年龄:2 岁

基本情况:小华的日常膳食以白米粥、烂面条、小馒头为主,对蔬菜、肉类和其他食物几乎完全拒绝。父母工作繁忙,较少与小华一起用餐。小华与爷爷奶奶同住,爷爷奶奶非常疼爱小华,习惯性地提供小华喜欢的食物。

(一)在此案例中,小华存在哪些饮食行为问题

小华存在挑食、偏食、与家长喂养互动不良等饮食行为问题。

(二)1～3 岁儿童容易出现挑食、偏食的原因

儿童挑食、偏食的原因和儿童自身密切相关。1 岁以后,儿童的自我意

识开始迅速发展，并表现出强烈的独立性，什么都喜欢"我自己来"，对于家长给予他们进食上的一些安排会产生抗拒而坚持按照自己的意愿进食。儿童随着其味觉感知的发展，对食品的味道有了一定的喜好，例如喜欢甜食、油炸食物，或者不费力气就可以吃的细软食物。

儿童挑食的原因也离不开家长的影响。父母的饮食行为会直接影响儿童的饮食行为，儿童对食物的接受往往模仿父母和其他家人。与只分给儿童吃的食物相比，他们更愿意接受所看见的成年人吃的食物，当父母吃某种食物时，儿童经常也在吃这种食物；父母的饮食行为还可影响儿童的营养素摄入，父母摄入饱和脂肪酸高，其子女摄入的饱和脂肪酸也高；父母购买、选择食物的行为也直接影响到孩子对食物的选择。

（三）挑食、偏食的应对

挑食、偏食会影响儿童的营养素摄入，不利于正常的生长发育，可引起营养不良、贫血和维生素的缺乏，也容易伴随其他行为问题。因此，家长对于儿童偏食、挑食行为应该尽早发现、尽早纠正。

饮食不要单一，应调整食谱，增加食物的多样性，提高儿童对食物的接受程度，避免容易让儿童对食物产生厌烦的单调食谱。

应对儿童进行食育。尽可能地让儿童参与食物的选择、购买、准备和烹调，不仅能让其认识和了解食物，还能帮助儿童养成珍惜粮食、不浪费食物的好品质。

当偏食、挑食的儿童有了进步，家长要对其良好的饮食行为及时给予口头表扬和鼓励，激发孩子进步的动力。

应让儿童认识并尝试吃各种各样的食物，避免形成食物偏好，特别喜欢吃某些食物而一点不吃其他的食物。

家长除了对儿童的偏食、挑食行为给予纠正外，自己首先要做好儿童的榜样。家长不挑食、不偏食，不浪费食物，才能通过言传身教帮助儿童形成健康的饮食观念和行为。

（四）什么是喂养互动不良

父母的喂养方式及态度受文化背景、父母及儿童性格特点的影响，临床上常可见应答型、控制型、溺爱型和忽视型4种喂养互动模式。在本案例中，小华父母的喂养模式属于忽视型，爷爷奶奶的喂养模式属于溺爱型，均属于喂养互动不良。

1. 应答型　即回应式喂养。此类父母在喂养过程中能有效区分不同角色承担的责任。父母决定在哪里、何时及提供何种食物；儿童决定吃不吃、吃多少。应答型家长指导而不是控制儿童进食，设定进食规则、给予进餐示范、正面谈论食物并对儿童在进餐过程中发出的饥饿和饱足信号及时反馈。这一模式可以促进儿童进食更多蔬菜、水果和奶制品，减少不健康食品摄入，降低超重发生风险。

2. 控制型　约一半以上的父母表现出控制型喂养模式。父母可能忽视儿童的饥饿信号，采用强迫、惩罚及不恰当的奖励方式促进儿童进食。这一方法在初期很有效，但随着时间延长，可能导致能量摄入不均衡、蔬菜水果摄入不足、营养不足或过剩的风险增加。

3. 溺爱型　采用这种喂养模式的父母无设定的进餐规则，常不分时间、地点、环境迫切满足儿童的进餐需要，为儿童准备特殊或多种食物，但忽视儿童在就餐过程中发出的饥饿和饱足信号，最终导致儿童摄入适宜食物不足，而高糖、高脂食品增加，从而增加超重风险。

4. 忽视型　这一类型的父母不能尽到抚养儿童的责任，与儿童间缺少言语及肢体交流，忽视儿童的进餐信号及生理、情感需求，甚至不为儿童提供食物，从而导致儿童生长发育不良。

（五）如何进行回应式喂养

根据《0~3岁婴幼儿回应性喂养核心信息》，可采取以下策略进行回应性喂养。

1. 照护者应为婴幼儿提供适龄的食物　对于1~3岁幼儿，照护者应为其提供可被拿起、咀嚼和吞咽的固体食物,提供多样化食物组成的膳食,包括谷物类、动物性食物、豆类、蔬菜和水果等,并可以逐渐尝试非专门制作的其他家庭成员的食物。

2. 照护者应能够识别婴幼儿常见饥饿信号并及时进行喂养　1~3岁幼儿常见饥饿信号包括:看到食物时很兴奋、指向食物、伸手去拿勺子或食物等,逐渐会使用手势和语言表达食物需求。照护者应该能识别这些信号,以便及时进行喂养。另外,婴幼儿哭闹还可能由于疾病、情绪等其他因素,此时应积极寻找原因,照护者无法解决时应咨询医疗专业人员。

3. 照护者应能够及时调整喂养频次以满足不同年龄段婴幼儿的需要　1~3岁幼儿已经建立起饮食规律,应按时喂养,规律进餐。进餐时间应逐渐与家人一日三餐的进餐时间一致,并在两餐之间,即早餐和午餐、午餐和晚餐之间,以及睡前额外增加一次喂养。

4. 照护者应鼓励并帮助婴幼儿自主进食　学会自主进食,是婴幼儿成长过程中的重要一步。照护者应鼓励并帮助婴幼儿学会自主进食。喂养7~9月龄婴儿时,可以让其抓握、玩弄小勺等餐具;10~12月龄婴儿可以自己抓着香蕉、黄瓜条、煮熟的土豆块等自己吃;13月龄开始可以让幼儿用小勺自喂。同时,也应引导婴幼儿学会寻求帮助。照护者应保持耐心,帮助婴幼儿逐渐自主进食,提升婴幼儿的自信心和自我控制能力。

5. 照护者应能够识别婴幼儿常见饱腹信号并停止喂养　13~36月龄幼儿常见饱腹信号包括:进食速度减慢、把食物含在嘴里、摇头拒绝、用舌头把食物吐出来、玩食物或扔食物等,逐渐会使用手势和语言拒绝食物。照护者应当具备识别和理解婴幼儿常见饱腹信号的能力,以便在婴幼儿感到饱足时能够及时停止喂养。

(六)如何养成健康的零食行为

零食是指一日三餐时间之外吃的所有食物和饮料,不包括水。健康的零食可以作为日常膳食的有益补充,丰富食物种类,补充纤维素、维生素、矿物质等。但是零食摄入过多，一方面会影响正餐的摄入，另一方面吃过多不健康的零食会导致体重增加，增加儿童肥胖的风险。因此，学会如何吃零食，对儿童的健康至关重要。

1. 选择健康的零食　市场上售卖的零食中有比较多的高盐、高糖、高脂食物，这些食物不宜作为零食。家长要注意为儿童选择卫生、营养丰富的食物作为零食。①水果和蔬菜富含维生素、矿物质和膳食纤维，适合儿童当作零食来吃。②奶类、大豆及其制品也适合儿童吃，可以提供丰富的蛋白质和钙。③坚果，如花生、瓜子、核桃等，富含蛋白质、多不饱和脂肪酸、矿物质和维生素E。④全麦面包、麦片、煮红薯等也可作为零食。

2. 选择干净卫生的零食　不吃没有餐饮卫生许可证的街头食品，不吃没有生产日期、无质量合格证或无生产厂家信息的"三无"产品。家庭自制零食时也应注意干净和卫生。

3. 控制吃零食的量　吃零食的量以不影响正餐为准，两餐之间可以吃些零食，但不能用零食代替正餐。此外，购买小包装的食品有利于控制零食摄入量。

4. 控制吃零食的时间　零食应在两餐之间固定的时间吃。儿童在吃饭前后30分钟内不应吃零食，以免影响正餐时的食欲。儿童吃零食时也应尽量专注地进食，看电视或玩耍时尽量不吃零食，一边玩耍一边吃零食容易导致食物呛咳入气管发生危险，看电视时吃零食则很容易吃过量的零食。睡前30分钟内也不应吃零食。

5. 增加身体活动量　零食的能量一般比较高，在进食零食后，父母应多陪孩子参加户外运动或游戏项目，使儿童肌肉得到充分的锻炼，增加能量消耗，这样既能增强体质，还能减少发生肥胖的风险。

6. 家长要以身作则，起到榜样的作用　家长在家休闲娱乐的时候不吃不健康的零食，减少不健康零食在家中出现的机会；要注重对孩子的食育，与孩子一起逛超市，挑选健康的零食。

第四节 3~6岁儿童常见营养健康问题及解决方案

与婴幼儿相比，学龄前期儿童生长发育速率略有下降，但仍处于较高水平，该阶段儿童的生长发育状况和饮食行为，直接关系到青少年期和成人期发生肥胖及相关慢性病的风险。

学龄前期儿童随着生活自理能力不断提高，自主性、好奇心、学习能力和模仿能力也逐渐增强，需要进一步强化和巩固在婴幼儿期初步建立的多样化膳食结构，为一生的健康和良好饮食行为奠定基础。

学龄前期儿童容易出现超重肥胖、饮食行为问题、消化系统问题等。

一、超重肥胖

近 30 年来，全球儿童肥胖率正以惊人的速度增长，已成为一个日趋严重的公共卫生问题。随着社会经济的快速发展和生活方式的改变，我国儿童肥胖问题也日益突出。儿童肥胖的日益增多导致了慢性病低龄化，肥胖儿童已出现心血管疾病、2 型糖尿病、糖耐量受损和高血压等慢性病的表现。儿童肥胖往往会延续到成人期，增加成年期慢性病的发生风险。

📖 案例

姓名：张**

性别：女

年龄：5 岁 3 个月

基本情况：身高 114cm，体重 24.1kg

判断该儿童的营养状况并提出针对性的建议。

（一）如何判断该儿童的营养状况

依据《7 岁以下儿童生长标准》（WS/T 423—2022），7 岁以下儿童超重肥胖采用身长／身高别体重和年龄别BMI。以年龄别BMI为例：

首先，计算该儿童的BMI：BMI＝体重（kg）／身高^2（m²）。该儿童的BMI＝24.1kg/(1.14m)^2＝18.5 kg/m²。

然后，依据附录7和表2-1对该儿童的营养状况进行评价。查询附录7中7岁以下女童年龄别BMI的标准差数值发现，该儿童的年龄别BMI位于+2SD～+3SD值之间，依据表2-1判断该儿童的营养状况为肥胖。

表2-1　儿童营养状况的标准差评价方法

标准差法	评价指标			
	年龄别体重	年龄别身长/身高	身长/身高别体重	年龄别BMI
≥ +3 SD	—	—	重度肥胖	重度肥胖
≥ +2 SD, < +3 SD	—	—	肥胖	肥胖
≥ +1 SD, < +2 SD	—	—	超重	超重
≥ -1 SD, < +1 SD	—	—	—	—
≥ -2 SD, < -1 SD	—	—	—	—
≥ -3 SD, < -2 SD	低体重	生长迟缓	消瘦	消瘦
< -3 SD	重度低体重	重度生长迟缓	重度消瘦	重度消瘦

（二）儿童超重肥胖的管理流程

第一步，根据身长／身高别体重和年龄别BMI评估营养状况。

第二步，对正常体重、超重肥胖的儿童进行分类管理。

1. 正常体重的儿童，实施包括合理膳食、适量身体活动、减少静态活动、充足睡眠的健康教育。

2. 初筛为超重肥胖的儿童，应收集其出生、喂养及发育等信息，并评估膳食营养状况、身体活动水平和睡眠情况，对长期肥胖和重度肥胖儿童，增加性早熟、心血管代谢、脂肪肝、骨骼系统、呼吸系统等常见肥胖并发症的评估，根据评估结果进行分类管理。

（1）0～5岁单纯超重肥胖儿童：指0～5岁符合超重肥胖诊断标准，无合并症、家族史、疾病史的儿童，实施包括平衡膳食、积极运动、充足睡眠和促进身高及骨骼与肌肉发育的健康教育。

（2）6～17岁单纯超重肥胖儿童：指6～17岁符合超重肥胖诊断标准，无合并症、家族史、疾病史的儿童，在健康教育的基础上增加营养及行为方式干预。

（3）6～17岁单纯重度肥胖儿童：指6～17岁符合重度肥胖诊断标准，无合并症、家族史、疾病史的儿童，应到专业医疗机构进行评估和治疗。

（4）符合肥胖诊断标准且伴有并发症或疾病史的儿童应到专业医疗机构进行评估和治疗。

第三步，定期监测儿童的体重变化，评价儿童肥胖干预效果。干预成功的结果主要有以下方面：养成健康行为生活方式；降低代谢危险因素水平；随着身高的增加，体重不变或减少，腰围降低。

（三）儿童超重肥胖的预防

儿童时期不仅是体格生长发育的重要时期，也是行为和生活方式发展形成的关键时期。行为和生活方式一旦形成，往往持续一生。因此，从生命早期就应重视儿童健康行为和生活方式的培养，关注生命早期营养、保持合理膳食、适量身体活动、充足睡眠，预防儿童超重肥胖的发生发展。

根据《儿童肥胖预防与控制指南（2021）》，儿童超重肥胖的预防应做到以下方面。

1. 定期监测母亲孕期体重变化，根据孕前BMI维持孕期适宜增重。

2. 坚持纯母乳喂养满6个月，在添加辅食同时母乳喂养持续到2岁。

3. 适时适量添加辅食。

4. 食物品种多份量小，少吃高能量密度食物。

5. 合理选择零食，少喝或不喝含糖饮料，足量饮水。

6. 规律进餐，每天吃早餐；多在家就餐，少在外就餐。

7. 营造良好的就餐氛围，就餐时尽量不看视频。

8. 保持足量的身体活动。

9. 减少静态活动,限制视屏时间。

10. 保证适宜睡眠时间。

(四)儿童超重肥胖的防控

对已经超重肥胖的儿童,应以保证其正常生长发育、保持体重适宜增长、增进身心健康为目标;应加强健康生活技能培养,矫正不健康行为,帮助儿童采用科学的方法控制体重的过度增长。

学校、家庭、社区等应共同参与,实施可持续性的综合管理方案。

目前公认的儿童肥胖的管理方案主要包括合理膳食、适量身体活动、行为矫正。药物或手术治疗一定在必要时再考虑,且必须由专业儿科机构中对该年龄段儿童有丰富处方经验的多学科小组执行。

(1)饮食干预:饮食干预的类型主要包括限制能量饮食干预、低血糖生成指数饮食干预、低碳水化合物饮食干预、低脂肪饮食干预、高蛋白饮食干预、交通灯饮食法等。科学合理的营养联合身体活动干预仍是目前最有效、最安全的措施。

(2)身体活动干预:超重肥胖儿童日常身体活动在尽可能达到一般儿童推荐量的基础上,应遵循循序渐进原则,根据超重肥胖儿童的运动能力进行有计划的有氧运动(3~5次/周)和抗阻运动(2~3次/周)干预,并形成长期运动的习惯。每次的身体活动干预以超重肥胖儿童喜欢的大肌群参与的身体活动为主,逐渐达到每次至少50分钟中高强度身体活动。为了提高或保持降体重的效果,在超重肥胖儿童的能力范围内,增加运动量时,可首先延长每次运动时间,再增加运动频率,最后增加强度。

(3)行为矫正:对于超重肥胖儿童的干预,宜在合理膳食和适量身体活动的基础上,增加行为干预,并以学校、家庭等日常生活场所为实施场合,家长和儿童共同参加,持之以恒。行为干预的核心内容包括认知重组、目标设定和自我监测。

二、便秘

便秘是一种（组）症状，表现为排便困难和/或排便次数减少、粪便干硬。排便困难包括排便费力、排出困难、排便不尽感、肛门直肠堵塞感、排便费时和需辅助排便。排便次数减少指每周排便少于3次。慢性便秘的病程至少为6个月。其中90%～95%的便秘为功能性便秘，功能性便秘的诊断首先要排除器质性疾病和药物相关的原因，且符合便秘的诊断标准。

以下结合案例分析便秘的病因、临床表现、诊断、治疗及预防方法。

🔍 案例

姓名：刘**

性别：男

年龄：4岁8个月

基本情况：该儿童近一个月来每周排便1～2次，排便困难并伴有排便疼痛。大便呈硬块状，颜色较深。近一周患儿无排便，体格检查发现直肠内存在大量粪便团块堆积。该儿童偏爱肉类和炸鸡，而很少摄入蔬菜和水果。其每日饮水量较少，一天通常只会主动要求喝一杯水。此外，该儿童喜欢看书和画画，较少进行户外活动或其他形式的身体运动。腹部检查显示腹部轻度膨胀，肛门和直肠检查发现大量粪便团块，无明显外伤或异常生长。

（一）便秘常见的病因

1. 不健康饮食行为，喜食肉类，完全不吃或偶尔吃蔬菜、水果，饮食过于精细。

2. 水分摄入不足。

3. 排便无规律，缺乏按时排便习惯的训练，未形成排便条件反射。

4. 对排便信号不适应，或因排便疼痛而害怕，对厕所和便器恐惧等心理因素。

5. 先天性肠蠕动缓慢或有便秘家族史。

6. 入园入托等环境因素改变导致的心理压力及排便习惯的改变。

（二）便秘的临床表现

便秘最常见的临床表现是排便次数减少、粪便干硬、排便费力、排便时肛门直肠梗阻或堵塞感、需要手法辅助排便、排便不尽感，部分患者缺乏便意、想排便但排不出（空排）、排便量少、排便费时等。空排和缺乏便意是最常见的困扰我国功能性便秘患者的症状。

（三）便秘的诊断

儿童功能性便秘的诊断参照目前国际通用的儿童功能性便秘诊断标准，即罗马Ⅳ标准。具体诊断标准如下。

对于＜4岁患儿，下述症状至少包括2项，持续至少1个月：①每周排便≤2次；②有大便潴留史；③有排便疼痛或困难史；④有排出大块粪便史；⑤直肠内存在大粪块。在已行排便训练的小儿中，还需具备以下症状：①学会自主排便后至少每周发作1次大便失禁；②排出可能堵塞厕所的大块粪便。

对于≥4岁患儿，在不满足肠易激综合征诊断的前提下，下述症状至少包括2项，每周至少发作1次，持续至少1个月：①4岁以上发育中儿童每周在厕所中排便≤2次；②每周至少发作1次大便失禁；③具有粪便潴留姿势或过度的自主憋便；④疼痛或困难排便史；⑤直肠内存在大粪块；⑥排出可能堵塞厕所的大块粪便。

（四）儿童便秘的治疗与预防

1. 排便习惯训练　排便习惯训练是指人为地对儿童进行有规律的强化训练，使其形成排便习惯，是重要的便秘基础治疗方法。婴儿期排便为反射性排便，对儿童早期进行排便习惯训练可较快进入意识性排便，使儿童按时排便，生活规律化，防止便秘及大便失禁。

在儿童能理解排便训练意义并能配合时开始进行排便习惯训练。渐进性训练，依据儿童兴趣、能力逐步训练。若排便训练过程遭遇失败，家长应理解并给予心理支持。对训练中可能出现的后退现象，如强忍粪便不解，为训练中正常现象，不代表失败，父母应接受这一事实，不必焦虑或对儿童施加压力。

2. 使用轻泻剂　使用轻泻剂，如乳果糖，目的是作为建立正常排便习惯的起点。但长期使用可能使儿童肠蠕动缓慢更为恶化，导致儿童对泻剂产生依赖，因此不能长期使用。

3. 增加膳食纤维的摄入　膳食纤维是不能被人体小肠消化吸收，且对人体有健康意义的可食用碳水化合物聚合物。膳食纤维不但有刺激消化液分泌、促进肠蠕动等作用，还可在肠道内吸收水分，使粪便松软，容易排出。

学龄前期儿童膳食纤维适宜摄入量为 $10\sim15g/d$。食物中的膳食纤维来自植物性食物，如水果、蔬菜、豆类、坚果和各种谷类。其中主要来源是谷物，全谷粒和麦麸等富含膳食纤维，而精加工的谷类食品则含量较少。薯类、杂豆类以及空心菜、苋菜、油菜等蔬菜膳食纤维含量也较高。因此，应注意增加主食中的全谷物和杂豆类食物，大米可与全谷物稻米（糙米）、杂粮（燕麦、小米、荞麦、玉米等）以及杂豆（红小豆、绿豆、芸豆、花豆等）搭配，实现主食的粗细搭配。同时，应增加薯类的摄入，保证每日新鲜蔬菜和水果的摄入量。

4. 足量饮水　多喝水可以软化大便，利于大便的排出，如果水喝得不够，会加重便秘，所以为预防和纠正便秘，一定要足量饮水，养成定时喝水的好习惯。学龄前期儿童应每天饮水 800ml，总摄入量达到 1 600ml。

5. 增加活动量　学龄前期儿童每天身体活动总时间应达到 180 分钟，每天户外活动至少 120 分钟，其中中等及以上强度身体活动时间累计不少于60 分钟。

学龄前期儿童每天应尽量减少久坐行为，每次久坐持续时间不超过 1 小时；每天累计视屏时间最好不超过 1 小时，且越少越好。

6. 补充益生菌　发生便秘的儿童肠道菌群可能出现变化，补充益生菌可以改善肠道微生态，从而纠正便秘。但是由于益生菌的菌株、剂量等不同，效果可能也不同。

7. 腹部按摩　腹部按摩也是有效缓解便秘的方法。

第三章
儿童营养补充剂的选择

保证儿童健康成长，有食物多样、食物强化、营养补充等多种措施。充足、全面的营养是儿童生长发育的物质保证，营养补充是一种重要手段。本章介绍几种常见的儿童营养补充剂。

第一节　益生菌

一、成分定义和功效

根据 2023 年 4 月中国营养学会益生菌益生元与健康分会发布的《益生菌益生元消费者建议》，益生菌是活的微生物，当摄入充足的数量时，将对人体产生健康益处。介绍某种益生菌要具体到"株"的水平（界、门、纲、目、科、属、种、株），每个益生菌菌株具有相应的株号，就像每个人有自己的名字一样。

益生菌是指食品范畴的有益微生物，一个菌株，无论来自健康人体肠道、母乳，还是发酵食品，只有在开展分类学上的鉴定、安全评价及功能试验后符合益生菌概念的，才能称为益生菌。

益生菌对肠道健康的影响，是目前获得广泛认可的健康益处之一。其可以改善便秘、腹泻和腹痛等胃肠道症状。益生菌还能通过占位效应、营养竞争、分泌抑菌或杀菌物质、产生有机酸、刺激分泌型免疫球蛋白分泌等阻止致病菌及毒素黏附,抑制或抵抗致病菌和其他微生物生长,从而发挥健康作用。

有一些益生菌在调节体重、辅助治疗龋齿和牙龈炎等口腔疾病中起重要作用。

二、选购标准

市面上的益生菌产品种类繁多,家长选购时要综合考虑以下三方面。

(一) 推荐摄入量

根据《益生菌益生元消费者建议》,益生菌的功效表现具有菌株特异性,不同菌株在不同功能应用上的起效量也不同,因此不能简单依靠菌种数和活菌数的多少来评判产品好坏。只要产品的菌种组成和添加量有足够的科学证据,尤其是临床试验数据的支持,即使只含有十几亿活菌数,也是好的产品。反之,如果没有科学证据支持,即使含有数百亿活菌数,也不是好的益生菌产品。

(二) 推荐菌株

根据 2022 年国家卫生健康委员会食品安全标准与监测评估司颁布的《可用于食品的菌种名单》(附录 9)和《可用于婴幼儿食品的菌种名单》(附录 10)选择益生菌菌株,若不在名单上,则应选择经过安全认证和临床验证的益生菌菌株。根据《益生菌益生元消费者建议》,有可能符合"益生菌"定义的菌株主要来自乳杆菌属、双歧杆菌属、乳球菌属、链球菌属、芽孢杆菌属、丙酸杆菌属、片球菌属、葡萄球菌属、明串球菌属、克鲁维酵母属。这些菌种里的某一菌株是否为益生菌,需进行相应的研究评价来确定。

(三) 活菌率

优先选择活菌率高的益生菌产品。根据 2022 年中国营养保健食品协会发布的团体标准《益生菌食品活菌率分级规范》(T/CNHFA 006—2022),益生菌活菌率指益生菌食品在标签标示的条件下贮存了三分之一保质期时,益生菌活菌总数与益生菌添加总数的比值,具体分级标准见表3-1。

表 3–1 益生菌活菌率分级指标

项目	分级			
	一级	二级	三级	四级
益生菌活菌率	≥ 50.0%	≥ 10.0%	≥ 1.0%	≥ 0.1%

三、常见误区

根据《益生菌益生元消费者建议》,以及 2020 年 6 月科信食品与营养信息交流中心、中国疾病预防控制中心营养与健康所、中华预防医学会食品卫生分会、中华预防医学会健康传播分会联合发布的《科学认识益生菌——澄清益生菌的 10 个认知误区》,要注意以下 6 个常见的益生菌误区。

(一)误区 1:喝酸奶等于补益生菌

益生菌是活的微生物,当摄入充足的数量时,对人体产生健康益处。酸奶生产中使用的菌种的主要作用是发酵,如果没有功效数据支持,则属于"发酵菌",而非"益生菌"。当酸奶中添加了健康功效经过科学验证过的、特定的益生菌菌株,并且达到一定的数量,才可以认为喝酸奶补充了益生菌。

(二)误区 2:益生菌和活菌药物一样

某个益生菌菌株(菌种)可作为药品的主要成分应用于活菌药品发挥治疗作用,也可以通过食品配料的形式作为食品成分。但食品益生菌产品和活菌药品无论从食用(使用)目的和管理方式,还是从产品属性上来说都存在较大差异。家长要进行严格区分,使用活菌药物时要严格遵循医嘱。

(三)误区 3:成人和儿童益生菌服用量一样

益生菌产品的服用剂量应该基于临床证据,不同人群的服用量也遵循这一原则。因此,只要有充足的证据证明,该益生菌产品在婴幼儿、儿童和成人中的服用量是一样的,就是合理的。此外,我国对于益生菌产品的管理还相对滞后,这也导致少数商家在"适宜人群"和"服用剂量"等问题上可能存在不负责任的"一刀切"情况。

(四) 误区 4:菌株种类越多,效果越好

从目前的科研证据来看,不同菌株之间可能产生协同增效作用,但并不是所有菌株组合都具有这种效果。因此,益生菌产品中含有的菌株种类多少与其效果并没有必然联系,多种菌株组合的效果,需要经过益生菌系统评价才能确定。

(五) 误区 5:经常吃益生菌会产生依赖性

经过严格科学评价的益生菌菌株对正常人是安全的。目前,没有任何研究证明长期食用益生菌会使肠道丧失自身繁殖有益菌的能力,或使人产生依赖性。

(六) 误区 6:益生菌=益生元

益生菌是活的微生物,当摄入充足的数量时,对人体产生健康益处。益生元不是益生菌。益生元(prebiotics)是指可被肠道微生物选择性利用,并产生一定健康功能的一类物质。常见的益生元包括低聚果糖、低聚异麦芽糖、菊粉、低聚半乳糖、母乳低聚糖等。

第二节　钙

一、成分定义和功效

钙是人体内含量最丰富的矿物元素,几乎所有的生命过程均需要钙的参与。钙同时又是骨骼、牙齿最主要的矿物成分,与人体骨骼健康关系密切。血液中的钙,尤其是离子钙,广泛参与人体内多种生理功能,如血液凝固,维持心脏、肌肉、神经系统正常的兴奋性等。细胞内的钙在维持神经细胞的生存及生理功能方面发挥至关重要的作用。

二、选购标准

家长选购钙补充剂时要综合考虑以下两方面。

（一）推荐摄入量

人体钙的需要量受年龄、性别、遗传、饮食、生活方式、地理环境等影响。根据《中国居民膳食营养素参考摄入量（2023版）》，钙的适宜摄入量（AI）：0～6月龄为200mg/d，7～12月龄为350mg/d；钙的每日推荐摄入量（RNI）：1～3岁为500mg/d，4～6岁为600mg/d。

需要注意的是，上述摄入量是人体经口摄入的全部钙的量，包括了食物、强化食品、膳食、营养补充剂等来源的钙。

对于0～6月龄婴儿，母乳中的钙可以完全满足其钙的需求，不需要额外补钙。其他人群是否需要补钙，应综合考虑个人膳食状况。补钙不是越多越好，可耐受最高摄入量（UL）：0～6月龄为1000mg/d，7～12月龄婴儿和1～3岁幼儿为1500mg/d，4岁及以上各年龄段均为2000mg/d。具体见表3-2。

表3-2 0～6岁儿童钙的参考摄入量

单位：mg/d

年龄	RNI/AI	UL
0～6月龄	200（AI）	1000
7～12月龄	350（AI）	1500
1～3岁	500（RNI）	1500
4～6岁	600（RNI）	2000

（二）选择条件

综合来看，目前市面上的钙制剂品种繁多，根据钙源不同，钙补充剂分为无机钙、有机钙、其他钙。无机钙是以无机盐为主的补钙产品，钙源主要存在形式有：碳酸钙、磷酸钙，以及用动物骨骼和贝壳等加工而成的生物钙。

无机钙制剂钙含量高，但一般水溶性低，进入体内后需大量胃酸解离成 Ca^{2+} 才能被吸收利用，并且有一定的副作用，较易引起胃肠道刺激症状。有机钙是以有机酸盐为主的补钙制剂，钙源主要有：柠檬酸钙、乳酸钙、醋酸钙、葡萄糖酸钙等。与无机钙相比，溶解性较好，对胃肠道刺激性小，但钙含量相对较低。其他钙源包括氨基酸螯合钙、海藻钙、乳钙等。

此外，很多复配营养素可以促进钙的吸收，比如维生素 D 和维生素 K_2、赖氨酸。

给 0~6 岁儿童补钙时应首选钙含量多、胃肠易吸收、安全性高、口感好、服用方便的钙制剂。但应关注婴幼儿（包括早产儿、低出生体重儿和营养性佝偻病患儿等）消化系统发育尚未成熟的生理特点，注意钙制剂的体外溶解性。

三、注意事项

（一）为何补钙会胀气、便秘

出现这种情况，原因可能是钙剂没有选对，与补钙太多、空腹补钙等因素有关。选对钙剂，按照产品说明书建议的方法补充，能有效避免胀气和便秘。

（二）补充周期和时间

儿童的补充量和每日膳食的量密切相关，大剂量的钙剂不建议一次补充。不同剂型的钙剂服用时间也有差别，建议根据购买产品的说明书进行服用。

第三节　DHA

一、成分定义和功效

二十二碳六烯酸（DHA）是 ω-3 系多不饱和脂肪酸（ω-3 PUFA）。

DHA 是神经系统细胞生长及维持的一种主要多不饱和脂肪酸,是大脑和视网膜的重要构成成分,在儿童大脑和视觉系统发育过程中占有十分重要的地位。

DHA 促进中枢神经系统发育及突触与髓鞘的生成,对儿童的神经功能发育有积极作用。还有研究证明,DHA 有助于提高免疫力和改善睡眠。

二、选购标准

家长选购 DHA 类补充剂时要综合考虑以下三方面。

(一)推荐摄入量

根据《中国居民膳食营养素参考摄入量(2023 版)》,0~6 月龄婴儿,由于合成量有限,DHA 为其条件必需脂肪酸。我国 0~6 月龄婴儿 DHA 的适宜摄入量(AI)为 100mg/d。

由于 DHA 对视功能和脑发育的关键作用,我国 7~24 月龄婴幼儿 DHA 的适宜摄入量(AI)为 100mg/d。

3~6 岁儿童的膳食是家庭膳食的一部分,可与成年人一样从富含脂肪鱼类和海产品中摄入 EPA+DHA,《中国居民膳食营养素参考摄入量(2023 版)》建议 EPA+DHA 的适宜摄入量(AI)为 200mg/d(表 3-3)。

表 3-3　0~6 岁儿童 DHA 的适宜摄入量

单位:mg/d

年龄	AI
0~6 月龄	100
7~24 月龄	100
3~6 岁	200(EPA+DHA)

(二)来源

市场上 DHA 的供给来源主要是鱼油和微藻油。天然鱼油中 DHA 以甘油三酯形式存在,但一般含量偏低。市售鱼油产品中的 DHA 基本上是乙酯型 DHA,DHA 浓度较高。天然微藻中的 DHA 以甘油三酯形式存在,一般不含鱼腥味,只有微藻的独特气味。甘油三酯型 DHA 吸收和生物利用率高于乙酯型 DHA,也更稳定和安全。此外,还有一种卵磷脂型 DHA,在体内以主动吸收的方式被吸收,生物利用程度、安全性、生物有效性等都较天然 DHA 更胜一筹。但卵磷脂型 DHA 只存在于蛋黄中,且含量极低,吃普通鸡蛋无法起到补充卵磷脂型 DHA 的作用。

(三) 气味

建议挑选气味清新、无鱼腥味的 DHA,这样孩子才愿意吃。

三、注意事项

(一) DHA、EPA、ARA 的区别

DHA(二十二碳六烯酸)是 ω-3 系列脂肪酸,人体内 DHA 主要存在于脑组织和视网膜中,有助于促进儿童的神经发育及视觉发育。

EPA(二十碳五烯酸)同样属于 ω-3 系列脂肪酸,人体内 EPA 主要存在于血液中,具有抗炎和抗血栓形成的特性,对心血管健康有益。

ARA(花生四烯酸)是 ω-6 系列脂肪酸,人体内 ARA 主要存在于细胞膜中,对儿童的脑、视觉和免疫系统的发育发挥重要作用。

(二) 靠食物是否可以补充足量的 DHA

根据 2015 年中国孕产妇及婴幼儿补充 DHA 共识专家组发布的《中国孕产妇及婴幼儿补充 DHA 的专家共识》,母乳喂养的足月婴儿不需要另外补充 DHA。在无法母乳喂养或母乳不足情形下,可应用含 DHA 的配方粉,其中 DHA 含量应为总脂肪酸的 0.2%～0.5%。

7～24 月龄婴幼儿宜调整膳食,比如在辅食中添加鱼虾类食物,以满足其 DHA 需求。

2～5 岁学龄前期儿童,正在慢慢过渡到成年人饮食,可以通过食物来

满足其 DHA 需求。《中国居民膳食指南（2022）》建议每周最好吃 2 次或者 300～500g 鱼，平均每天摄入大豆和坚果类 25～35g。

第四节　叶黄素

一、成分定义和功效

叶黄素（lutein）又名植物黄体素、胡萝卜醇、核黄体、万寿菊花素及植物叶黄素等，是一种含氧类胡萝卜素。叶黄素具有较强的抗氧化能力，也是视网膜黄斑中的主要类胡萝卜素，能保护视网膜。大量研究已证实，叶黄素对心血管疾病、肿瘤、糖尿病、老年痴呆等疾病也发挥作用。

二、选购标准

家长选购叶黄素类补充剂时要综合考虑以下两方面。

（一）配方成分

市面上的叶黄素产品，成分有叶黄素和叶黄素酯两种。

食物中的叶黄素多数以游离方式存在，少部分以叶黄素酯形式存在，叶黄素酯在代谢过程中转化为叶黄素。

游离叶黄素和叶黄素酯都具有生物可利用性，各有优劣。相比游离叶黄素，叶黄素酯更稳定。但游离叶黄素和叶黄素酯的吸收率孰高孰低，目前研究结果有所不同，需要更多研究证据支持。

（二）补充剂量

我国成人叶黄素的特定建议值（specific proposed levels，SPL）为 10mg/d，无儿童的推荐量。如果补充，不建议选择叶黄素含量太高的补充剂，过量补充可能会对肝脏代谢造成负担。

三、注意事项

(一)叶黄素主要来源于哪些食物

人体自身无法合成叶黄素,必须通过膳食渠道获得。儿童处于视力发育阶段,更需要注意摄入叶黄素含量高的食物,包括:①绿色蔬菜,如菠菜、油菜、小白菜、韭菜、苋菜、羽衣甘蓝等。②橙黄色食物,如玉米、小米、杧果、木瓜、柑橘、南瓜、枸杞等。③动物性食品,其中蛋黄是叶黄素较好的来源。

(二)叶黄素和玉米黄质

叶黄素和玉米黄质,是构成视网膜黄斑区的重要营养物质,也是仅有的两种可以通过膳食摄取到达视网膜的类胡萝卜素,这两者占据了视网膜黄斑色素的90%以上,二者缺一不可,共同维护视觉健康。科学研究发现,对比只补充叶黄素的情况,额外补充玉米黄质在视觉健康上的益处更显著。

自然界中,叶黄素与玉米黄质以共存的形式广泛存在于食物中,如菠菜、南瓜、桃、辣椒、杧果、柑橘等。

第五节 乳铁蛋白

一、成分定义和功效

乳铁蛋白(lactoferrin,LF)是转铁蛋白家族中一种铁结合糖蛋白,存在于人体的乳汁和各种分泌液中,以母乳中的含量最高。

根据中国医疗保健国际交流促进会营养与代谢管理分会发布的《乳铁蛋白临床应用中国专家共识》,乳铁蛋白具有抗微生物、促进肠道发育、促进铁吸收、免疫调节等功能。乳铁蛋白可预防和辅助治疗婴幼儿腹泻、新生儿坏死性小肠结肠炎、呼吸系统疾病、新生儿败血症,对改善婴幼儿贫血和促进其生长发育也有一定的作用。

二、选购标准

家长选购乳铁蛋白类补充剂时要综合考虑以下三方面。

（一）推荐摄入量

根据《乳铁蛋白临床应用中国专家共识》，对于新生儿和婴幼儿防治呼吸系统疾病及胃肠道疾病时，每日补充剂量可为 200～800mg。儿童可依照个体化情况，每日补充剂量为 200～600mg。

（二）添加量是否符合标准

根据《食品安全国家标准食品营养强化剂使用标准》（GB 14880—2012），只有 4 类商品可强化乳铁蛋白，分别为调制乳、风味发酵乳、含乳饮料及婴幼儿配方食品，乳铁蛋白添加量为 ≤ 1g/kg。

（三）复配成分

除含有乳铁蛋白之外，还可以看是否含 β- 乳球蛋白、α- 乳白蛋白、免疫球蛋白等乳清蛋白，它们也是优质活性蛋白，对儿童健康起重要作用。

三、常见误区

（一）误区 1：乳铁蛋白和乳桥蛋白差不多

母乳中存在着许多生物活性蛋白质，乳铁蛋白、乳桥蛋白是其中的两种。

乳铁蛋白是转铁蛋白家族中一种铁结合糖蛋白，乳桥蛋白（LPN）是一种高度磷酸化的 O- 糖基化酸性蛋白，是来源于乳汁的骨桥蛋白（osteopontin，OPN）。

乳桥蛋白和乳铁蛋白作用不同。现有研究结果显示，乳桥蛋白在婴幼儿生命早期免疫系统发育、肠道发育和神经系统发育中显示出一定的有益作用。未来需要开展更多的临床研究证实乳桥蛋白的作用。

（二）误区2:乳清蛋白和乳铁蛋白差不多

乳铁蛋白不等于乳清蛋白,乳铁蛋白是乳清蛋白的核心免疫蛋白。乳清蛋白除了含有乳铁蛋白,还含有β-乳球蛋白、α-乳白蛋白、免疫球蛋白等成分。把乳清蛋白进行分离、提纯后,提取到的乳铁蛋白的活性未知,含量更是难以保证。所以选购相关产品时,要注意配料表中是否含有乳铁蛋白成分。

第六节　儿童营养补充剂的选购标准

选择儿童营养补充剂时,应综合考虑以下五方面,以确保选择安全、适宜的产品。

一、品牌

尽可能选规模大、产品质量和服务质量较好的品牌企业生产的产品。这些企业的研发实力能为产品提供一定的安全性和品质保障。有国内权威机构认证、临床研究数据支持的产品更有保证。

产品包装上应明确标注配料表、营养成分表、生产厂家、生产日期、产品执行标准等信息。

二、适宜人群

选购营养补充剂时,需关注产品标签的适用人群,包含适宜与不适宜人群,特别是儿童、孕妇、哺乳期女性。

三、含量

儿童营养补充剂的营养素含量应基于儿童的实际需要量,根据相关标准，避免过高或过低，以保证符合科学的剂量。可以查看配料表或营养成分表。家长可以根据产品的适用年龄为孩子选购。

四、儿童接受度

营养补充剂有很多类型，比如液体、片型、软糖，要考虑是否方便儿童进行补充。另外口味也是重要的考量因素，选择儿童喜欢的口味、没有腥味等异味的产品，可以增加儿童对营养补充剂的接受度。

五、按需选购

营养补充剂并非越多越好，过量摄入对孩子成长不利。当婴幼儿不能从食物中获得充足营养时，建议家长在专业人士指导下，按需为孩子选择营养补充剂。

附录1 0~6岁儿童发育行为评估量表

项目	1月龄	2月龄	3月龄	4月龄
大运动	□1 抬肩坐起头竖直片刻 □2 俯卧头部能翘动	□11 拉腕坐起头竖直短时 □12 俯卧头抬离床面	□21 抱直头稳 □22 俯卧抬头45°	□30 扶腋可站片刻 □31 俯卧抬头90°
精细动作	□3 触碰手掌紧握拳 □4 手的自然状态	□13 花铃棒留握片刻 □14 握指轻叩可分开	□23 花铃棒留握30s □24 两手搭在一起	□32 摇动并注视花铃棒 □33 试图抓物
适应能力	□5 看黑白靶* □6 眼跟红球过中线	□15 即刻注意大玩具 □16 眼跟红球上下移动*	□25 即刻注意胸前玩具 □26 眼跟红球180°	□34 目光对视* □35 高声叫^R
语言	□7 自发细小喉音^R □8 听声音有反应*	□17 发a,o,e等母音^R □18 听声音有复杂反应	□27 笑出声	□36 伊语作声^R □37 找到声源
社会行为	□9 对发声的人有注视 □10 眼跟踪走动的人	□19 自发微笑 □20 逗引时有反应	□28 见人会笑 □29 灵敏模样	□38 注视镜中人像 □39 认亲人^R

续表

项目	5月龄	6月龄	7月龄	8月龄
大运动	40 轻拉腕部即坐起 41 独坐头身前倾	49 仰卧翻身[R]	59 悬垂落地姿势* 60 独坐直	68 双手扶物可站立 69 独坐自如
精细动作	42 抓住近处玩具 43 玩手	50 会拍桌子 51 会撕揉纸张 52 耙弄到桌上一积木	61 耙弄到小丸 62 自取一积木，再取另一块	70 拇他指捏小丸 71 试图取第三块积木
适应能力	44 注意小丸 45 拿住一积木注视另一积木	53 两手拿住积木 54 寻找失落的玩具	63 积木换手 64 伸手够远处玩具	72 有意识地摇铃 73 持续用手追逐玩具
语言	46 对人及物发声[R]	55 叫名字转头 56 理解手势	65 发 da-da, ma-ma 等无所指	74 模仿声音 75 可用动作手势表达(2/3)
社会行为	47 对镜有游戏反应 48 见食物兴奋[R]	57 自喂食物[R] 58 会躲猫猫	66 抱胸玩[R] 67 能认生人[R]	76 懂得成人面部表情

项目	9月龄	10月龄	11月龄	12月龄
大运动	77 拉双手会走 78 会爬	86 保护性支撑* 87 自己坐起	94 独站片刻 95 扶物下蹲取物	103 独站稳 104 牵一手可走
精细动作	79 拇食指捏小丸 80 从杯中取出积木	88 拇食指动作熟练 89 拿掉扣积木杯玩积木	96 积木放入杯中	105 全掌握笔留笔道 106 试把小丸投小瓶
适应能力	81 积木对敲	90 寻找盒内东西	97 打开包积木的方巾	107 盖瓶盖
语言	82 拨弄铃舌		98 模仿拍娃娃	

续表

项目	9月龄	10月龄	11月龄	12月龄
语言	□83 会欢迎 □84 会再见 R	□91 模仿发语声	□99 有意识地发一个字音 R □100 懂得"不"	□108 叫爸爸妈妈有所指 R □109 向他/她要东西知道给
社会	□85 表示不要 R	□92 懂得常见物及人名称	□101 会从杯中喝水 R	□110 穿衣知配合
行为		□93 按指令取东西	□102 会摘帽子	□111 共同注意 R

项目	15月龄	18月龄	21月龄	24月龄
大运动	□112 独走自如	□120 扔球无方向	□128 脚尖走 R □129 扶栏杆上楼	□138 双足跳离地面
精细动作	□113 自发乱画 □114 从瓶中拿到小丸	□121 模仿画道道	□130 水晶线穿扣眼 □131 模仿拉拉锁	□139 穿过扣眼线后拉线
适应能力	□115 翻书两次 □116 盖上圆盒	□122 积木搭高四块 □123 正放圆积木入型板	□132 积木搭高7~8块 □133 知道红色	□140 一页页翻书 □141 倒放圆积木入型板
语言	□117 会指眼耳鼻口手 □118 说3~5个字 R	□124 懂得三个投向 □125 说十个字词 R	□134 回答简单问题 □135 说3~5个字的句子 R	□142 说两句以上诗或儿歌 □143 说常见物用途（碗笔凳球） R
社会	□119 会脱袜子 R	□126 白天能控制大小便 R	□136 能表示个人需要 R	□144 会打招呼
行为		□127 会用匙 R	□137 想象性游戏	□145 问"这是什么?"

续表

项目		27 月龄	30 月龄	33 月龄	36 月龄
大运动		□146 独自上楼 □147 独自下楼	□156 独脚站 2s	□165 立定跳远	□174 双脚交替跳
精细动作		□148 模仿画竖道 □149 对拉锁	□157 穿扣子 3~5 个 □158 模仿搭桥	□166 模仿画圆 □167 拉拉锁	□175 模仿画交叉线 □176 会拧螺丝
适应	能力	□150 认识大小 □151 正放型板	□159 知道 1 与许多 □160 倒放型板	□168 积木搭高 10 块 □169 连续执行三个命令	□177 懂得 "3" □178 认识两种颜色
语言		□152 说 7~10 个字的句子 □153 理解指令	□161 说出图片 10 样 □162 说自己名字	□170 说出性别 □171 分清 "里" "外"	□179 说出图片 14 样 □180 发音基本清楚
社会 行为		□154 脱单衣或裤 R □155 开始有是非观念	□163 来回倒水不洒 □164 女孩扔果皮	□172 会穿鞋 □173 解扣子	□181 懂得 "饿了、冷了、累了" □182 扣扣子

项目		42 月龄	48 月龄	54 月龄	60 月龄
大运动		□183 交替上楼 □184 并足从楼梯末级跳下	□193 独脚站 5s □194 并足从楼梯末级跳下稳	□203 独脚站 10s □204 足尖对足跟向前走 2m	□213 单脚跳 □214 踩踏板
精细 动作		□185 拼圆形、正方形 □186 会用剪刀	□195 模仿画方形 □196 照图组装螺丝	□205 折纸边角整齐 □206 筷子夹花生米	□215 照图拼椭圆形 □216 试剪图形

续表

项目	42月龄	48月龄	54月龄	60月龄
适应能力	□187 懂得"5" □188 认识四种颜色	□197 找不同（3个） □198 图画补缺（3/6）	□207 类同 □208 图画补缺（4/6）	□217 找不同（5个） □218 图画补缺（5/6）
语言	□189 会说反义词 □190 说出图形（△○□）	□199 模仿说复合句 □200 锅、手机、眼睛的用途	□209 会漱口 □210 会认识数字	□219 你姓什么 □220 说出两种圆形的东西
社会	□191 会穿上衣 R	□201 会做集体游戏 R	□211 懂得上午、下午	□221 你家住哪里
行为	□192 吃饭之前为什么要洗手	□202 分辨男女厕所	□212 数手指	

项目	66月龄	72月龄	78月龄	84月龄
大运动	□222 接球 □223 足尖对足跟向后走 2m	□232 抱肘连续跳 □233 拍球（2个）	□242 踢带绳的球 □243 拍球（5个）	□252 连续踢带绳的球 □253 交替踩踏板
精细动作	□224 会写自己的名字 □225 剪平滑圆形	□234 拼长方形 □235 临摹组合图形	□244 临摹六边形 □245 试打活结	□254 学翻绳 □255 打活结
适应能力	□226 树间站人 □227 十字切苹果	□236 找不同（7个） □237 知道左右	□246 图形类比 □247 面粉的用途	□256 数字类比 □257 什么动物没有脚

续表

项目	66 月龄	72 月龄	78 月龄	84 月龄
语言	□228 知道自己属相	□238 描述图画内容	□248 归纳图画主题	□258 为什么要进行预防接种
	□229 倒数数字	□239 上班、窗、苹果、香蕉(2/3)	□249 认识钟表	□259 毛衣、裤、鞋共同点
社会行为	□230 为什么要走人行横道	□240 一年有哪四个季节	□250 懂得星期几	□260 紧急电话
	□231 鸡在水中游	□241 认识标识	□251 雨中看书	□261 猫头鹰抓老鼠

注：1. 标注 R 的测查项目表示该项目的表现可以通过询问家长获得。

2. 标注 * 的测查项目表示该项目如果未通过需要引起注意。

3. 测查床规格：长 140cm，宽 77cm，高 143cm，栏高 63cm。

4. 测查用桌子规格：长 120cm，宽 60cm，高 75cm，桌面颜色深绿。

5. 测查用楼梯规格：上平台：由两梯相对合成的平台，长 50cm × 宽 60cm × 高 50cm（距地面高度）。底座全梯：长 150cm（单梯底座长 75cm）。每一个阶梯面：长 60cm × 宽 25cm × 高 17cm，共 3 阶梯。单侧扶栏：长 90cm，直径 2.5cm，从梯面计算扶栏高 40cm，直径 2.5cm。

1. 各能区计分　能区即量表测定的领域，量表中每一个项目对应一个能区。本量表包括大运动、精细动作、语言、适应能力和社会行为五个能区。

（1）1～12月龄：每个能区1.0分，若只有一个测查项目，则该测查项目为1.0分；若有两个测查项目则各为0.5分。

（2）15～36月龄：每个能区3.0分，若只有一个测查项目，则该测查项目为3.0分；若有两个测查项目则各为1.5分。

（3）42～84月龄：每个能区6.0分，若只有一个测查项目，则该测查项目为6.0分；若有两个测查项目则各为3.0分。

2. 计算智龄　智龄是反映儿童智力水平高低的指标。把连续通过的测查项目读至最高分（连续两个月龄通过则不再往前继续测，默认前面的全部通过），不通过的项目不计算，通过的项目（含默认通过的项目）分数逐项加上，为该能区的智龄。将五个能区所得分数相加，再除以5就是总的智龄，保留一位小数。

3. 计算发育商　发育商是用来衡量儿童心智发展水平的核心指标之一，是在大运动、精细动作、认知、情绪和社会性发展等方面对儿童发育情况进行衡量。计算方法如下：

$$发育商 = 智龄 / 实际年龄 \times 100$$

4. 发育商参考范围　＞130为优秀；110～129为良好；80～109为中等；70～79为临界偏低；＜70为智力发育障碍。

参考来源：

国家卫生和计划生育委员会. 0岁～6岁儿童发育行为评估量表：WS/T 580—2017[S]. 北京：国家卫生和计划生育委员会，2017.

附录2　视力发育评估标准

根据《儿童青少年近视防控适宜技术指南(更新版)》,新生儿出生仅有光感,1岁时视力一般可达4.3(见附图2-1),2岁时视力一般可达4.6以上,3岁时视力一般可达4.7以上,4岁时视力一般可达4.8以上,5岁及以上儿童视力一般可达4.9以上。

根据《标准对数视力表》(GB 11533—2011),视力表(附图2-1)的使用方法如下。

1. 视力表放置距离(检查距离)　远视力表应置于被检眼(结点)前方5m(即远视力表标准距离)处;或2.6m处,需在该距离立一面垂直的镜子,以确保经反射后的总距离为5m。

2. 视力表放置高度　远视力表5.0行视标与被检眼等高。

3. 视力表照明　应采用人工照明,如用直接照明法,照度应不低于300lx;如用后照法(视力表灯箱或屏幕显示),则视力表白底的亮度应不低于200 cd/m²。照明力求均匀、恒定、无反光、不眩目。视力表应避免阳光或强光直射。

4. 一般视力测定方法　按视力表一般使用方法,测出被检眼所能辨认的最小行视标(辨认正确的视标数应超过该行视标总数的一半),记下该行视标的视力记录值,即为该眼的视力。

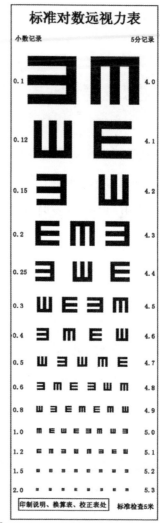

注：实际大小：777 mm×217 mm。

附图2-1 标准对数视力表

参考来源：

[1] 国家卫生健康委员会 . 儿童青少年近视防控适宜技术指南（更新版）[EB/OL].(2021-10-09). 国家卫生健康委员会 , 2021. http://www.nhc.gov.cn/jkj/s7934td/202110/0fc8a001d42345d9ac9b38842b295fe7.shtml.

[2] 中华人民共和国卫生部 . 标准对数视力表 : GB 11533—2011[S]. 中华人民共和国卫生部 , 中国国家标准化管理委员会 , 2012.

附录3　生长迟缓判断标准

生长迟缓定义：由于膳食的蛋白质或能量、维生素、矿物质摄入不足等原因，导致身高低于筛查标准的年龄别身高界值范围，属长期性营养不良。儿童生长迟缓依据《7岁以下儿童生长标准》（WS/T 423—2022）判断（附表3-1，附表3-2）。儿童身高低于同年龄、同性别儿童身高2倍标准差（附表3-3），则判定为生长迟缓。

附表3-1　7岁以下男童年龄别身长/身高的标准差数值

单位：cm

年龄	−3SD	−2SD	−1SD	中位数	+1SD	+2SD	+3SD
0月	45.4	47.3	49.2	51.2	53.1	55.0	56.9
1月	49.1	51.1	53.1	55.1	57.2	59.2	61.2
2月	52.6	54.7	56.8	59.0	61.1	63.2	65.4
3月	55.5	57.8	60.0	62.2	64.4	66.6	68.9
4月	58.0	60.3	62.5	64.8	67.1	69.4	71.7
5月	59.9	62.3	64.6	66.9	69.3	71.6	74.0
6月	61.6	64.0	66.3	68.7	71.1	73.5	75.9
7月	63.0	65.4	67.9	70.3	72.7	75.1	77.6
8月	64.3	66.8	69.3	71.7	74.2	76.7	79.1
9月	65.5	68.0	70.5	73.1	75.6	78.1	80.6
10月	66.7	69.2	71.8	74.3	76.9	79.4	82.0
11月	67.8	70.3	72.9	75.5	78.1	80.7	83.3
1岁	68.8	71.4	74.1	76.7	79.3	81.9	84.6
1岁1月	69.8	72.5	75.1	77.8	80.5	83.1	85.8

续表

年龄	-3SD	-2SD	-1SD	中位数	+1SD	+2SD	+3SD
1岁2月	70.8	73.5	76.2	78.9	81.6	84.3	87.0
1岁3月	71.7	74.5	77.2	80.0	82.7	85.5	88.2
1岁4月	72.7	75.5	78.2	81.0	83.8	86.6	89.4
1岁5月	73.6	76.4	79.2	82.1	84.9	87.7	90.5
1岁6月	74.5	77.4	80.2	83.1	86.0	88.8	91.7
1岁7月	75.4	78.3	81.2	84.1	87.0	89.9	92.8
1岁8月	76.3	79.2	82.2	85.1	88.0	91.0	93.9
1岁9月	77.1	80.1	83.1	86.1	89.1	92.0	95.0
1岁10月	78.0	81.0	84.0	87.0	90.1	93.1	96.1
1岁11月	78.8	81.9	84.9	88.0	91.0	94.1	97.2
2岁	78.9	82.0	85.1	88.2	91.3	94.4	97.5
2岁3月	81.2	84.4	87.6	90.8	94.0	97.2	100.4
2岁6月	83.3	86.6	89.9	93.2	96.5	99.8	103.1
2岁9月	85.2	88.6	92.0	95.4	98.8	102.2	105.6
3岁	87.0	90.5	94.0	97.5	101.0	104.5	108.0
3岁3月	88.6	92.2	95.9	99.5	103.1	106.7	110.3
3岁6月	90.3	93.9	97.6	101.3	105.0	108.7	112.4
3岁9月	91.8	95.6	99.4	103.1	106.9	110.7	114.5
4岁	93.3	97.2	101.0	104.9	108.8	112.6	116.5
4岁3月	94.8	98.8	102.7	106.6	110.6	114.5	118.5
4岁6月	96.3	100.3	104.4	108.4	112.4	116.5	120.5
4岁9月	97.8	102.0	106.1	110.2	114.3	118.4	122.5
5岁	99.4	103.6	107.8	112.0	116.2	120.4	124.6
5岁3月	100.9	105.2	109.5	113.7	118.0	122.3	126.6
5岁6月	102.3	106.7	111.1	115.5	119.8	124.2	128.6
5岁9月	103.8	108.2	112.7	117.1	121.6	126.1	130.5
6岁	105.2	109.7	114.3	118.8	123.3	127.9	132.4

注:2岁以下适用于身长,2~7岁以下适用于身高。年龄为整月或整岁。

附表3-2 7岁以下女童年龄别身长/身高的标准差数值

单位：cm

年龄	-3SD	-2SD	-1SD	中位数	+1SD	+2SD	+3SD
0月	44.7	46.6	48.4	50.3	52.2	54.1	55.9
1月	48.2	50.1	52.1	54.1	56.1	58.1	60.0
2月	51.5	53.5	55.6	57.7	59.8	61.9	63.9
3月	54.3	56.4	58.6	60.8	62.9	65.1	67.2
4月	56.6	58.8	61.0	63.3	65.5	67.7	69.9
5月	58.5	60.7	63.0	65.3	67.6	69.9	72.2
6月	60.1	62.4	64.7	67.1	69.4	71.7	74.1
7月	61.5	63.9	66.3	68.7	71.0	73.4	75.8
8月	62.8	65.3	67.7	70.1	72.5	75.0	77.4
9月	64.1	66.5	69.0	71.5	73.9	76.4	78.9
10月	65.3	67.8	70.3	72.8	75.3	77.8	80.3
11月	66.4	68.9	71.5	74.0	76.6	79.1	81.7
1岁	67.5	70.1	72.6	75.2	77.8	80.4	83.0
1岁1月	68.5	71.1	73.8	76.4	79.0	81.7	84.3
1岁2月	69.5	72.2	74.9	77.5	80.2	82.9	85.6
1岁3月	70.5	73.2	75.9	78.6	81.4	84.1	86.8
1岁4月	71.5	74.2	77.0	79.7	82.5	85.2	88.0
1岁5月	72.4	75.2	78.0	80.8	83.6	86.4	89.2
1岁6月	73.3	76.2	79.0	81.9	84.7	87.5	90.4
1岁7月	74.3	77.1	80.0	82.9	85.8	88.6	91.5
1岁8月	75.1	78.1	81.0	83.9	86.8	89.7	92.6
1岁9月	76.0	79.0	81.9	84.9	87.8	90.8	93.7
1岁10月	76.9	79.9	82.8	85.8	88.8	91.8	94.8
1岁11月	77.7	80.7	83.7	86.8	89.8	92.8	95.9
2岁	77.8	80.8	83.9	87.0	90.1	93.1	96.2
2岁3月	80.0	83.2	86.4	89.5	92.7	95.9	99.1
2岁6月	82.1	85.3	88.6	91.9	95.2	98.5	101.7

续表

年龄	-3SD	-2SD	-1SD	中位数	+1SD	+2SD	+3SD
2岁9月	84.0	87.3	90.7	94.1	97.5	100.9	104.2
3岁	85.8	89.3	92.7	96.2	99.7	103.2	106.6
3岁3月	87.5	91.1	94.6	98.2	101.8	105.3	108.9
3岁6月	89.1	92.8	96.4	100.1	103.7	107.4	111.0
3岁9月	90.7	94.4	98.2	101.9	105.6	109.4	113.1
4岁	92.2	96.0	99.8	103.7	107.5	111.3	115.1
4岁3月	93.7	97.6	101.5	105.4	109.3	113.2	117.2
4岁6月	95.2	99.2	103.2	107.2	111.2	115.2	119.2
4岁9月	96.8	100.8	104.9	109.0	113.1	117.2	121.2
5岁	98.3	102.5	106.6	110.8	115.0	119.1	123.3
5岁3月	99.8	104.1	108.3	112.6	116.8	121.1	125.3
5岁6月	101.2	105.6	109.9	114.3	118.6	123.0	127.3
5岁9月	102.6	107.1	111.5	115.9	120.4	124.8	129.2
6岁	104.0	108.5	113.0	117.5	122.0	126.5	131.0

注：2岁以下适用于身长，2~7岁以下适用于身高。年龄为整月或整岁。

附表3-3　儿童营养状况的标准差评价方法

身长/身高数值范围 （对应附表3-1和附表3-2蓝色区域）	评价
≥-3SD，<-2SD	生长迟缓
<-3SD	重度生长迟缓

参考来源：

[1] 国家卫生健康委. 儿童青少年生长迟缓食养指南（2023年版）[EB/OL].(2023-01-18). 国家卫生健康委, 2023. http://www.nhc.gov.cn/sps/s7887k/202301/0e55a01df50c47d9a4a43db026e3afc3.shtml.

[2] 国家卫生健康委员会. 7岁以下儿童生长标准：WS/T 423—2022[S]. 国家卫生健康委员会, 2022.

附录4　肠绞痛判断标准

目前婴儿肠绞痛常用的诊断标准是2016年确定的罗马Ⅳ标准(Roma Ⅳ criteria)。包括：①疾病的发生和缓解均发生在5月龄内的婴儿群体中。6周龄左右婴儿每天啼哭时长平均约2小时；成长至10～12周龄，啼哭时长可能减少至每天约1小时；至3～4月龄时，症状缓解。②据看护者叙述，婴儿存在反复发作且持续性啼哭、焦躁，或呈易激惹状态，且均无明显诱因。看护者无法避免症状发生，且无法自行解决。③婴儿不存在生长迟缓、发热或生病的迹象。

在临床实践中，婴儿肠绞痛除符合以上标准外，还可能表现为以下情况：①看护者叙述婴儿每天啼哭或焦躁达3小时以上，每周发作3天以上；②在连续24小时中，婴儿啼哭和焦躁总时长大于3小时。

尽管婴儿肠绞痛为良性疾病，仍需医生对病情进行准确鉴别，缓解父母焦虑，减少或避免对婴儿的非必要干预。需要注意，婴儿肠绞痛是对发育正常的婴儿所作出的诊断，如果婴儿呈现明显疾病状态，则不应作出肠绞痛的诊断。

肠绞痛引起的啼哭，其发作周期、发作性质和亢进性等表现与婴儿正常啼哭形成区别。①肠绞痛常发作于下午或晚间，啼哭突然发生，有明显的起始和结束，且与婴儿先前活动状况无关；啼哭症状在6～8周龄达到峰值，并持续至3～4月龄。②与正常啼哭不同，肠绞痛的啼哭声音大且强烈，音调高，如同尖叫，看护者通常无法将其抚慰至平静。③患儿可能存在腹部紧张、弓背、握拳、上臂僵硬、腿部上抬等情况。

临床医生应对婴儿进行全身仔细检查，特别注意是否存在发热、倦怠、大量呕吐、腹部膨胀、喂养不足或体重下降等情况，以上应为临床危险信号，需认真加以甄别。伴有腹部膨胀和呕吐的婴儿，应注意是否有肠梗阻、肠扭转、肠嵌顿、肠套叠等情况。发热、倦怠和喂养不足常提示有潜在感染，需进一步检查，及时治疗。

参考来源：

赵煜，张书红. 婴儿肠绞痛的识别与管理 [J]. 中国小儿急救医学，2022,29(2):90-94.

附录5　特应性皮炎判断标准

特应性皮炎判断标准详见附表 5-1。

附表 5-1　特应性皮炎诊断标准：姚氏标准

中国婴儿特应性皮炎诊断标准 (1 岁以下)	中国儿童特应性皮炎诊断标准 (1～12 岁)
1. 出生 2 周后发疹	1. 瘙痒
2. 与皮疹相对应的瘙痒和 / 或易激惹 / 睡眠障碍	2. 典型皮疹形态和分布 (屈侧皮炎) 或不典型皮疹形态和分布，同时伴有干皮症
（1）面颊部和 / 或头皮和 / 或四肢伸侧的湿疹样皮损	3. 慢性或慢性复发性病程
（2）身体其他任意部位的湿疹样皮损，同时伴有干皮症	
符合 1、2 两项者，加上（1）（2）两项中任意一条，即可诊断	满足以上 3 项可诊断

参考来源：

[1] 中华医学会皮肤性病学分会免疫学组，特应性皮炎协作研究中心 . 中国特应性皮炎诊疗指南 (2020 版)[J]. 中华皮肤科杂志，2020, 53(2):81-88.

[2] 汤蕊，陈微，李宏 . 特应性皮炎诊断标准和严重程度评估的研究进展 [J]. 中国医学科学院学报，2023, 45(3):493-499.

附录6 腹泻判断标准

一、儿童腹泻判断

1. 根据大便性状和次数判断　根据家长和看护者对患儿大便性状改变（呈稀水便、糊状便、黏液脓血便）和大便次数比平时增多的描述可作出腹泻诊断。

2. 根据病程分类　急性腹泻病：病程≤2周；迁延性腹泻病：病程为2周～2个月；慢性腹泻病：病程>2个月。

3. 对腹泻病患儿进行有无脱水和电解质紊乱的评估

（1）脱水程度的分度与评估：见附表6-1。

（2）尽可能对中度、重度脱水患儿进行血电解质检查和血气分析。

附表6-1　脱水程度评估

评估条目	轻度	中度	重度
丢失体液（占体重%）	≤5%	5%～10%	>10%
精神状态	稍差	萎靡或烦躁	嗜睡至昏迷
皮肤弹性	尚可	差	极差*
黏膜	稍干燥	干燥	明显干燥
前囟、眼窝	稍有凹陷	凹陷	明显凹陷
肢端	尚温暖	稍凉	凉或发绀
尿量	稍少	明显减少	无尿
脉搏	正常	增快	明显增快且弱
血压	正常	正常或稍降	降低、休克

注：*捏起皮肤回复≥2秒。

4. 根据患儿粪便性状、粪便的肉眼和镜检所见、发病季节、发病年龄及流行情况初步估计病因 急性水样便腹泻患者(约占 70%)多为病毒或产肠毒素性细菌感染,黏液脓性、脓血便患者(约占 30%)多为侵袭性细菌感染。有条件者尽量进行大便细菌培养以及病毒、寄生虫检测。

5. 对慢性腹泻病患儿还须评估其消化吸收功能、营养状况、生长发育等。

二、布里斯托大便分类法

布里斯托大便分类法						
便秘			正常			腹泻
第一型	第二型	第三型	第四型	第五型	第六型	第七型
一颗颗小硬球(很难通过)	香肠状但表面有凹凸	像条香肠但表面有裂痕	像香肠或蛇一样顺滑又柔软	断边平滑的柔软块状(容易通过)	边缘粗的蓬松块糊状大便	水水的,无固体块完全呈液体状

参考来源:

中华医学会儿科学分会消化学组,中华医学会儿科学分会感染学组,《中华儿科杂志》编辑委员会,等.儿童腹泻病诊断治疗原则的专家共识[J].中华儿科杂志,2009, 47(8):634-636.

附录7 超重肥胖判断标准

根据《7岁以下儿童生长发育标准》（WS/T 423—2022），采用附表7-1、附表7-2数值对7岁以下儿童营养状况进行评价。

附表7-1 7岁以下男童年龄别BMI的标准差数值

单位：kg/m²

年龄	−3SD	−2SD	−1SD	中位数	+1SD	+2SD	+3SD
0月	10.2	11.1	12.1	13.2	14.4	15.7	17.1
1月	11.8	12.9	14.0	15.1	16.4	17.7	19.2
2月	13.1	14.2	15.4	16.7	18.1	19.7	21.4
3月	13.6	14.8	16.0	17.4	19.0	20.8	22.7
4月	13.9	15.0	16.3	17.8	19.4	21.2	23.3
5月	14.0	15.1	16.4	17.9	19.5	21.4	23.5
6月	14.1	15.2	16.4	17.9	19.5	21.4	23.5
7月	14.1	15.2	16.4	17.8	19.4	21.3	23.4
8月	14.1	15.1	16.3	17.7	19.3	21.1	23.2
9月	14.0	15.1	16.2	17.6	19.1	20.9	23.0
10月	14.0	15.0	16.1	17.5	19.0	20.7	22.8
11月	13.9	14.9	16.0	17.3	18.8	20.5	22.6
1岁	13.8	14.8	15.9	17.1	18.6	20.3	22.3
1岁1月	13.7	14.7	15.7	17.0	18.4	20.1	22.1
1岁2月	13.6	14.6	15.6	16.8	18.3	19.9	21.9
1岁3月	13.5	14.5	15.5	16.7	18.1	19.7	21.7
1岁4月	13.5	14.4	15.4	16.6	18.0	19.6	21.5
1岁5月	13.4	14.3	15.3	16.5	17.8	19.4	21.4

年龄	−3SD	−2SD	−1SD	中位数	+1SD	+2SD	+3SD
1 岁 6 月	13.3	14.2	15.2	16.4	17.7	19.3	21.2
1 岁 7 月	13.3	14.1	15.1	16.3	17.6	19.2	21.1
1 岁 8 月	13.2	14.1	15.0	16.2	17.5	19.1	21.0
1 岁 9 月	13.2	14.0	15.0	16.1	17.4	19.0	20.9
1 岁 10 月	13.1	13.9	14.9	16.0	17.3	18.9	20.8
1 岁 11 月	13.0	13.9	14.8	15.9	17.2	18.8	20.7
2 岁	13.2	14.0	15.0	16.1	17.4	19.0	20.9
2 岁 3 月	13.1	13.9	14.8	15.9	17.2	18.8	20.7
2 岁 6 月	12.9	13.7	14.7	15.8	17.0	18.6	20.4
2 岁 9 月	12.9	13.6	14.6	15.6	16.9	18.4	20.3
3 岁	12.8	13.6	14.5	15.5	16.8	18.3	20.1
3 岁 3 月	12.7	13.5	14.4	15.4	16.7	18.2	20.1
3 岁 6 月	12.7	13.4	14.3	15.4	16.6	18.1	20.0
3 岁 9 月	12.6	13.4	14.3	15.3	16.6	18.1	20.0
4 岁	12.6	13.3	14.2	15.3	16.6	18.1	20.1
4 岁 3 月	12.5	13.3	14.2	15.3	16.6	18.2	20.2
4 岁 6 月	12.5	13.3	14.2	15.3	16.6	18.2	20.3
4 岁 9 月	12.4	13.2	14.1	15.3	16.6	18.3	20.5
5 岁	12.4	13.2	14.1	15.3	16.7	18.4	20.7
5 岁 3 月	12.3	13.1	14.1	15.3	16.7	18.6	21.0
5 岁 6 月	12.3	13.1	14.1	15.3	16.8	18.7	21.4
5 岁 9 月	12.2	13.1	14.1	15.3	16.9	18.9	21.7
6 岁	12.2	13.1	14.1	15.4	17.0	19.1	22.1
6 岁 3 月	12.2	13.0	14.1	15.4	17.1	19.3	22.5
6 岁 6 月	12.1	13.0	14.1	15.4	17.2	19.5	22.9
6 岁 9 月	12.1	13.0	14.1	15.4	17.2	19.7	23.3

注：2 岁以下适用于以体重和身长计算的 BMI，2 岁至 7 岁以下适用于以体重和身高计算的 BMI。年龄为整月或整岁。

附表 7-2　7 岁以下女童年龄别 BMI 的标准差数值

单位：kg/m²

年龄	-3SD	-2SD	-1SD	中位数	+1SD	+2SD	+3SD
0 月	10.0	10.9	12.0	13.1	14.2	15.4	16.7
1 月	11.7	12.6	13.5	14.7	15.9	17.3	18.9
2 月	12.7	13.7	14.8	16.1	17.5	19.1	20.9
3 月	13.2	14.3	15.4	16.7	18.3	20.0	22.0
4 月	13.5	14.6	15.7	17.1	18.6	20.5	22.6
5 月	13.7	14.7	15.9	17.3	18.8	20.7	22.9
6 月	13.7	14.8	15.9	17.3	18.9	20.8	23.0
7 月	13.7	14.8	15.9	17.3	18.9	20.7	22.9
8 月	13.7	14.7	15.9	17.2	18.8	20.6	22.8
9 月	13.7	14.6	15.8	17.1	18.6	20.4	22.5
10 月	13.6	14.6	15.7	17.0	18.4	20.2	22.3
11 月	13.5	14.5	15.6	16.8	18.3	20.0	22.0
1 岁	13.4	14.4	15.4	16.7	18.1	19.8	21.8
1 岁 1 月	13.4	14.3	15.3	16.5	17.9	19.6	21.6
1 岁 2 月	13.3	14.2	15.2	16.4	17.8	19.4	21.3
1 岁 3 月	13.2	14.1	15.1	16.3	17.6	19.2	21.1
1 岁 4 月	13.1	14.0	15.0	16.2	17.5	19.1	21.0
1 岁 5 月	13.1	13.9	14.9	16.0	17.4	18.9	20.8
1 岁 6 月	13.0	13.8	14.8	15.9	17.3	18.8	20.7
1 岁 7 月	12.9	13.8	14.7	15.9	17.2	18.7	20.5
1 岁 8 月	12.9	13.7	14.7	15.8	17.1	18.6	20.4
1 岁 9 月	12.8	13.7	14.6	15.7	17.0	18.5	20.3
1 岁 10 月	12.8	13.6	14.5	15.6	16.9	18.4	20.2
1 岁 11 月	12.7	13.5	14.5	15.6	16.8	18.3	20.1
2 岁	12.9	13.7	14.7	15.8	17.0	18.6	20.4

续表

年龄	−3SD	−2SD	−1SD	中位数	+1SD	+2SD	+3SD
2 岁 3 月	12.8	13.6	14.5	15.6	16.9	18.4	20.2
2 岁 6 月	12.6	13.5	14.4	15.5	16.7	18.2	20.1
2 岁 9 月	12.6	13.4	14.3	15.4	16.6	18.1	20.0
3 岁	12.5	13.3	14.2	15.3	16.5	18.1	19.9
3 岁 3 月	12.4	13.2	14.1	15.2	16.5	18.0	19.9
3 岁 6 月	12.4	13.2	14.1	15.2	16.5	18.0	19.9
3 岁 9 月	12.3	13.1	14.0	15.1	16.4	18.0	20.0
4 岁	12.2	13.0	14.0	15.1	16.4	18.0	20.0
4 岁 3 月	12.2	13.0	13.9	15.0	16.4	18.0	20.1
4 岁 6 月	12.1	12.9	13.9	15.0	16.4	18.1	20.2
4 岁 9 月	12.1	12.9	13.9	15.0	16.4	18.1	20.3
5 岁	12.0	12.9	13.8	15.0	16.4	18.2	20.5
5 岁 3 月	12.0	12.8	13.8	15.0	16.4	18.3	20.6
5 岁 6 月	11.9	12.8	13.8	15.0	16.5	18.4	20.8
5 岁 9 月	11.9	12.8	13.8	15.0	16.5	18.4	21.0
6 岁	11.9	12.7	13.8	15.0	16.6	18.5	21.2
6 岁 3 月	11.9	12.7	13.8	15.0	16.6	18.6	21.4
6 岁 6 月	11.8	12.7	13.8	15.0	16.6	18.7	21.5
6 岁 9 月	11.8	12.7	13.8	15.0	16.7	18.8	21.7

注：2 岁以下适用于以体重和身长计算的 BMI，2 岁至 7 岁以下适用于以体重和身高计算的 BMI。年龄为整月或整岁。

参考来源：

国家卫生健康委员会 . 7 岁以下儿童生长标准：WS/T 423—2022[S]. 国家卫生健康委员会，2022.

附录8 消化不良判断标准

功能性消化不良（functional dyspepsia，FD）是一组以反复发作的餐后饱胀、早饱、厌食或上腹痛、上腹烧灼感为主要表现的消化道症候群，可伴有反酸、恶心、呕吐、嗳气等不适，症状一般持续至少2个月。根据罗马Ⅳ标准，FD属于功能性胃肠病（functional gastrointestinal disorders，FGID）范畴，是功能性腹痛的一种类型。诊断标准和分型如下。

1.诊断标准　36月龄以上儿童有消化不良症状至少2个月，每周至少出现1次，并符合以下3项：①持续或反复发作的上腹部疼痛、上腹部烧灼感、餐后腹胀、早饱以及嗳气、恶心、呕吐、反酸等；②症状在排便后不能缓解或症状发作与排便频率、粪便性状的改变无关；③经过适当评估，症状不能用其他疾病来解释。

2.亚型分型　根据主要症状分为餐后不适综合征、上腹痛综合征和混合型3个亚型。①餐后不适综合征：主要表现为餐后出现饱胀不适或早饱感，影响正常进食；或有上腹胀气、餐后恶心或嗳气。②上腹痛综合征：主要表现为严重上腹疼痛或烧灼感，影响日常生活；疼痛局限于上腹部，通常不表现为全腹、腹部其他部位或胸肋部的疼痛，排便或排气后不能缓解。疼痛可为烧灼样但不包括胸骨后疼痛，疼痛通常由进食诱发或缓解，但也可在空腹时发生。③混合型：同时具有餐后不适综合征和上腹痛综合征的表现。

参考来源：

中华医学会儿科学分会消化学组，中国中药协会儿童健康与药物研究专业委员会消化学组，中华儿科杂志编辑委员会.中国儿童功能性消化不良诊断和治疗共识（2022版）[J].中华儿科杂志，2022，60(8):751-755.

附录 9 可用于食品的菌种名单

编号	更新后的菌种名称		原用菌种名称	
	菌种	拉丁名称	菌种	拉丁名称
一	双歧杆菌属	*Bifidobacterium*	双歧杆菌属	*Bifidobacterium*
1	青春双歧杆菌	*Bifidobacterium adolescentis*	青春双歧杆菌	*Bifidobacterium adolescentis*
2	动物双歧杆菌动物亚种	*Bifidobacterium animalis* subsp. *animalis*	动物双歧杆菌（乳双歧杆菌）	*Bifidobacterium animalis* (*Bifidobacterium lactis*)
3	动物双歧杆菌乳亚种	*Bifidobacterium animalis* subsp. *lactis*		
4	两歧双歧杆菌	*Bifidobacterium bifidum*	两歧双歧杆菌	*Bifidobacterium bifidum*
5	短双歧杆菌	*Bifidobacterium breve*	短双歧杆菌	*Bifidobacterium breve*
6	长双歧杆菌长亚种	*Bifidobacterium longum* subsp.*longum*	长双歧杆菌	*Bifidobacterium longum*
7	长双歧杆菌婴儿亚种	*Bifidobacterium longum* subsp.*infantis*	婴儿双歧杆菌	*Bifidobacterium infantis*
二	乳杆菌属	*Lactobacillus*	乳杆菌属	*Lactobacillus*
1	嗜酸乳杆菌	*Lactobacillus acidophilus*	嗜酸乳杆菌	*Lactobacillus acidophilus*
2	卷曲乳杆菌	*Lactobacillus crispatus*	卷曲乳杆菌	*Lactobacillus crispatus*

续表

编号	更新后的菌种名称		原用菌种名称	
	菌种	拉丁名称	菌种	拉丁名称
3	德氏乳杆菌保加利亚亚种	Lactobacillus delbrueckii subsp. bulgaricus	德氏乳杆菌保加利亚亚种（保加利亚乳杆菌）	Lactobacillus delbrueckii subsp. bulgaricus
4	德氏乳杆菌乳亚种	Lactobacillus delbrueckii subsp.lactis	德氏乳杆菌乳亚种	Lactobacillus delbrueckii subsp.lactis
5	格氏乳杆菌	Lactobacillus gasseri	格氏乳杆菌	Lactobacillus gasseri
6	瑞士乳杆菌	Lactobacillus helveticus	瑞士乳杆菌	Lactobacillus helveticus
7	约氏乳杆菌	Lactobacillus johnsoni	约氏乳杆菌	Lactobacillus johnsonii
8	马乳酒样乳杆菌马乳酒样亚种	Lactobacillus kefiranofaciens subsp. kefiranofaciens	马乳酒样乳杆菌马乳酒样亚种	Lactobaillus kefiranofaciens subsp. kefiranofaciens
三	乳酪杆菌属	Lacticaseibacillus	乳杆菌属	Lactobacillus
1	干酪乳酪杆菌	Lacticaseibacillus casei	干酪乳杆菌	Lactobacillus casei
2	副干酪乳酪杆菌	Lacticaseibacillus paracasei	副干酪乳杆菌	Lactobacillus paracasei
3	鼠李糖乳酪杆菌	Lacticaseibacillus rhamnosus	鼠李糖乳杆菌	Lactobacillus rhamnosus
四	黏液乳杆菌属	Limosilactobacillus	乳杆菌属	Lactobacillus
1	发酵黏液乳杆菌	Limosilactobacillus fermentum	发酵乳杆菌	Lactobacillus fermentum
2	罗伊氏黏液乳杆菌	Limosilactobacillus reuteri	罗伊氏乳杆菌	Lactobacillus reuteri
五	乳植杆菌属	Limosilactobacillus	乳杆菌属	Lactobacillus
1	植物乳植杆菌	Lactiplantibacillus plantarum	植物乳杆菌	Lactobacillus plantarum

续表

编号	更新后的菌种名称		原用菌种名称	
	菌种	拉丁名称	菌种	拉丁名称
六	联合乳杆菌属	*Ligilactobacillus*	乳杆菌属	*Lactobacillus*
1	唾液联合乳杆菌	*Ligilactobacillus salivarius*	唾液乳杆菌	*Lactobacillus salivarius*
七	广布乳杆菌属	*Latilactobaillus*	乳杆菌属	*Lactobacillus*
1	弯曲广布乳杆菌	*Latilactobaillus curvatus*	弯曲乳杆菌	*Lactobacillus curvatus*
2	清酒广布乳杆菌	*Latilactobacillus sakei*	清酒乳杆菌	*Lactobacillus sakei*
八	链球菌属	*Streptococcus*	链球菌属	*Streptococcus*
1	唾液链球菌嗜热亚种	*Streptococcus salivarius* subsp. *thermophilus*	嗜热链球菌	*Streptococcus thermophilus*
九	乳球菌属	*Lactococcus*	乳球菌属	*Lactococcus*
1	乳酸乳球菌乳酸亚种	*Lactococcus lactis* subsp.*lactis*	乳酸乳球菌乳酸亚种	*Lactococcus lactis* subsp. *lactis*
2	乳酸乳球菌乳酸亚种（双乙酰型）	*Lactococcus lactis* subsp. *Lactis* biovar diacetylactis	乳酸乳球菌双乙酰亚种	*Lactococcus lactis* subsp. *diacetylactis*
3	乳脂乳球菌	*Lactococcus cremoris*	乳酸乳球菌乳脂亚种	*Lactococcus lactis* subsp. *cremoris*
十	丙酸杆菌属	*Propionibacterium*	丙酸杆菌属	*Propionibacterium*
1	费氏丙酸杆菌谢氏亚种	*Propionibacterium freudenre* subsp. *shermanii*	费氏丙酸杆菌谢氏亚种	*Propionibacterium freudenrel* subsp. *shermanii*

续表

编号	更新后的菌种名称		原用菌种名称	
	菌种	拉丁名称	菌种	拉丁名称
十一	丙酸菌属	*Acidipropionibacterium*	丙酸杆菌属	*Propionibacterium*
1	产丙酸丙酸菌	*Acidipropionibacterium acidipropionici*	产丙酸丙酸杆菌	*Propionibacterium acidipropionici*
十二	明串珠菌属	*Leuconostoc*	明串珠菌属	*Leuconostoc*
1	肠膜明串珠菌肠膜亚种	*Leuconostoc mesenteroides* subsp. *mesenteroides*	肠膜明串珠菌肠膜亚种	*Leuconostoc mesenteroides* subsp. *mesenteroides*
十三	片球菌属	*Pediococcus*	片球菌属	*Pediococcus*
1	乳酸片球菌	*Pediococcus acidilactici*	乳酸片球菌	*Pediococcus acidilactici*
2	戊糖片球菌	*Pediococcus pentosaceus*	戊糖片球菌	*Pediococcus pentosaceus*
十四	魏茨曼氏菌属	*Weizmannia*	芽孢杆菌属	*Bacillus*
1	凝结魏茨曼氏菌	*Weizmannia coagulans*	凝结芽孢杆菌	*Bacillus coagulans*
十五	动物球菌属	*Mammalicoccus*	葡萄球菌属	*Staphylococcus*
1	小牛动物球菌	*Mammalicoccus vitulinus*	小牛葡萄球菌	*Staphylococcus vitulinus*

续表

编号	更新后的菌种名称		原用菌种名称	
	菌种	拉丁名称	菌种	拉丁名称
十六	葡萄球菌属	*Staphylococcus*	葡萄球菌属	*Staphylococcus*
1	木糖葡萄球菌	*Staphylococcus xylosus*	木糖葡萄球菌	*Staphylococcus xylosus*
2	肉葡萄球菌	*Staphylococcus carnosus*	肉葡萄球菌	*Staphylococcus carnosus*
十七	克鲁维酵母属	*Kluyveromyces*	克鲁维酵母属	*Kluyveromyces*
1	马克斯克鲁维酵母	*Kluyveromyces marxianus*	马克斯克鲁维酵母	*Kluyveromyces marxianus*

注：1. 传统上用于食品生产加工的菌种允许继续使用。名单以外的、新菌种按照《新食品原料安全性审查管理办法》执行。

2. 用于婴幼儿食品的菌种按《可用于婴幼儿食品的菌种名单》执行。

3. 2010 年后公告、增补入《可用于食品的菌种名单》的菌种，使用范围应符合原公告内容。

参考来源：

国家卫生健康委员会. 关于《可用于食品的菌种名单》和《可用于婴幼儿食品的菌种名单》更新的公告（2022 年第 4 号）[EB/OL]. (2022-8-18). 国家卫生健康委员会，2022. http://www.nhc.gov.cn/sps/s7892/202208/1d6c229d6f744b35827e981 61c146afb.shtml.

附录10 可用于婴幼儿食品的菌种名单

编号	更新后的菌种名称		原用菌种名称	
	菌株	拉丁名称	菌株	拉丁名称
1	嗜酸乳杆菌 NCFM*	*Lactobacillus acidophilus* NCFM	嗜酸乳杆菌 NCFM*	*Lactobacillus acidophilus* NCFM
2	动物双歧杆菌乳亚种 B6-12	*Bifidobacterium animalis* subsp.*actis* Bb-12	动物双歧杆菌 Bb-12	*Bifidobacterium animalis* Bb-12
3	动物双歧杆菌乳亚种 HN019	*Bifidobacterium animalis* subsp.*lactis* HN019	乳双歧杆菌 HN019	*Bifidobacterium lactis* HN019
4	动物双歧杆菌乳亚种 Bi-07	*Bifidobacterium animalis* subsp.*lactis* Bi-07	乳双歧杆菌 Bi-07	*Bifidobacterium lactis* Bi-07
5	鼠李糖乳酪杆菌 GG	*Lacticaseibacillus rhamnosus* GG	鼠李糖乳杆菌 LGG	*Lactobacillus rhamnosus* LGG
6	鼠李糖乳酪杆菌 HNO01	*Lacticaseibacillus rhamnosus* HN001	鼠李糖乳杆菌 HN001	*Lactobacillus rhamnossus* HN001
7	鼠李糖乳酪杆菌 MP108	*Lacticaseibacillus rhamnosus* MP108	鼠李糖乳杆菌 MP108	*Lactobacillus rhamnosus* MP108
8	罗伊氏粘液乳杆菌 DSM 17938	*Limosilactobacillus reuteri* DSM 17938	罗伊氏乳杆菌 DSM 17938	*Lactobacillus reuteri* DSM 17938
9	发酵粘液乳杆菌 CECT 5716	*Limosilactobacillus fermentum* CECT 5716	发酵乳杆菌 CECT 5716	*Lactobacillus fermentum* CECT 5716
10	短双歧杆菌 M-16V	*Bifidobacterium breve* M-16V	短双歧杆菌 M-16V	*Bifidobacterium breve* M-16V

续表

编号	更新后的菌种名称		原用菌种名称	
	菌株	拉丁名称	菌株	拉丁名称
11	瑞士乳杆菌 R0052	Lactobacillus helveticus R0052	瑞士乳杆菌 R0052	Lactobacillus helveticus R0052
12	长双歧杆菌婴儿亚种 R0033	Bifidobacteriumlongum subsp.infantis R0033	婴儿双歧杆菌 R0033	Bifidobacterium infantis R0033
13	两歧双歧杆菌 R0071	Bifidobacterium bifidum RO0071	两歧双歧杆菌 R0071	Bifidobacterium bifidum R0071
14	长双歧杆菌长亚种 BB536	Biidobacterium longum subsp.longum BB536	长双歧杆菌长亚种 BB536	Bifidobacterium longum subsp. longum BB536

注：* 仅限用于 1 岁以上幼儿的食品。

参考来源：

国家卫生健康委员会. 关于《可用于食品的菌种名单》和《可用于婴幼儿食品的菌种名单》更新的公告（2022 年第 4 号）[EB/OL]. (2022-8-18). 国家卫生健康委员会, 2022. http://www.nhc.gov.cn/sps/s7892/202208/1d5c229d6f744b35827e9816 1c146afb.shtml.

主要参考文献

[1] 杨月欣，葛可佑．中国营养科学全书 [M]．2 版．北京：人民卫生出版社，2019.

[2] 孙长颢．营养与食品卫生学 [M]．8 版．北京．人民卫生出版社，2017.

[3] 中国营养学会．中国居民膳食营养素参考摄入量（2023 版）[M]．北京：人民卫生出版社，2023.

[4] 国家卫生健康委疾病预防控制局．中国居民营养与慢性病状况报告（2020 年）[M]．北京：人民卫生出版社，2020.

[5] 中国营养学会．中国居民膳食指南（2022）[M]．北京：人民卫生出版社，2022.

[6] 中国健康促进与教育协会营养素养分会．0～3 岁婴幼儿回应性喂养核心信息 [M]．北京：人民卫生出版社，2024.

[7]《儿童肥胖预防与控制指南》修订委员会．儿童肥胖预防与控制指南（2021）[M]．北京：人民卫生出版社，2021.

[8] 焦春雷，李丹丹，余东海，等．小儿功能性便秘罗马Ⅳ标准的外科学解读 [J]．中华小儿外科杂志，2017, 38(6): 403-405.

[9] 中华医学会消化病学分会胃肠动力学组，功能性胃肠病协作组．中国慢性便秘专家共识意见 (2019, 广州)[J]．中华消化杂志，2019, 39(9): 577-598.